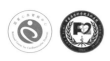

国家卫生健康委员会疾病预防控制局　指导

中国高血压患者健康教育指南

（2021）

国 家 心 血 管 病 中 心

中国医学科学院阜外医院

指导单位　国家卫生健康委员会疾病预防控制局

编写单位　国家心血管病中心　中国医学科学院阜外医院

参与单位　中国疾病预防控制中心

中华医学会心血管病学分会

中国医师协会高血压专业委员会

海峡两岸医药卫生交流协会高血压专业委员会

北京生理科学会心血管病专业委员会

中国体育科学学会

中国营养学会

中国卒中学会

"决心工程"卫健策略（美国）济南代表处

人民卫生出版社

·北 京·

版权所有，侵权必究！

图书在版编目（CIP）数据

中国高血压患者健康教育指南 . 2021/ 国家心血管病中心，中国医学科学院阜外医院编著 . —北京：人民卫生出版社，2021.9（2024.9 重印）

ISBN 978-7-117-32004-7

I.①中⋯ Ⅱ.①国⋯ ②中⋯ Ⅲ.①高血压 – 防治 – 指南 Ⅳ.①R544.1–62

中国版本图书馆 CIP 数据核字（2021）第 178005 号

人卫智网	www.ipmph.com	医学教育、学术、考试、健康，购书智慧智能综合服务平台
人卫官网	www.pmph.com	人卫官方资讯发布平台

中国高血压患者健康教育指南（2021）
Zhongguo Gaoxueya Huanzhe Jiankang Jiaoyu Zhinan (2021)

编　　著：国家心血管病中心　中国医学科学院阜外医院
出版发行：人民卫生出版社（中继线 010-59780011）
地　　址：北京市朝阳区潘家园南里 19 号
邮　　编：100021
E - mail：pmph @ pmph.com
购书热线：010-59787592　010-59787584　010-65264830
印　　刷：北京华联印刷有限公司
经　　销：新华书店
开　　本：710×1000　1/16　印张：8.5
字　　数：135 千字
版　　次：2021 年 9 月第 1 版
印　　次：2024 年 9 月第 4 次印刷
标准书号：ISBN 978-7-117-32004-7
定　　价：50.00 元

打击盗版举报电话：010-59787491　E-mail：WQ @ pmph.com
质量问题联系电话：010-59787234　E-mail：zhiliang @ pmph.com

《中国高血压患者健康教育指南（2021）》
编写委员会

主　　审	胡盛寿	（国家心血管病中心　中国医学科学院阜外医院）	
	韩雅玲	（中国人民解放军北部战区总医院）	

主　　编	蔡　军	（国家心血管病中心　中国医学科学院阜外医院）
	张伟丽	（国家心血管病中心　中国医学科学院阜外医院）

副 主 编	袁　洪	（中南大学湘雅三医院）
	冯颖青	（广东省人民医院）
	尹新华	（深圳大学总医院）
	李　萍	（南昌大学第二附属医院）
	庞　宇	（首都医科大学附属北京胸科医院）

专家委员会　（按姓氏汉语拼音排序）

卜培莉	（山东大学齐鲁医院）
蔡　军	（国家心血管病中心　中国医学科学院阜外医院）
陈　芳	（银川市第一人民医院）
陈晓平	（四川大学华西医院）
陈有仁	（汕头大学医学院第二附属医院）
池洪杰	（首都医科大学附属北京朝阳医院）
范泸韵	（国家心血管病中心　中国医学科学院阜外医院）
冯颖青	（广东省人民医院）
郭子宏	（云南省阜外心血管病医院）
韩清华	（山西医科大学第一医院）
黄荣杰	（广西医科大学第一附属医院）
姜一农	（大连医科大学附属第一医院）
李　萍	（南昌大学第二附属医院）
李东风	（山西省武乡县人民医院）
李玉凤	（北京市平谷医院）
李玉明	（泰达国际心血管病医院）
李正全	（北大荒集团红兴隆医院）
刘　蔚	（北京医院）
刘刚琼	（郑州大学第一附属医院）
刘华玲	（周口市中心医院）
刘锦光	（惠州市中心人民医院）
刘云兰	（昆明市第一人民医院）

序

健康血压　健康中国

高血压是我国患病人数最多的慢性病，超过 2.7 亿，是城乡居民心脑血管疾病死亡主要的危险因素之一。高血压是可防可控的，但目前高血压的知晓率、治疗率、控制率仍然较低。

为贯彻落实《健康中国行动（2019—2030 年）》，广泛提升公众对高血压的认知，树立正确的防治理念，采取科学的干预手段，国家卫生健康委疾病预防控制局委托国家心血管病中心、中国医学科学院阜外医院牵头，联合中国疾病预防控制中心、中华医学会心血管病学分会、中国医师协会高血压专业委员会、海峡两岸医药卫生交流协会高血压专业委员会、中国体育科学学会、中国营养学会、中国卒中学会、"决心工程"卫健策略（美国）济南代表处，共同编制《中国高血压患者健康教育指南（2021）》（以下简称《指南》）。《指南》主要分为 6 个部分，分别是：初识高血压、控制血压、高血压的非药物治疗、高血压的药物治疗、特殊人群的血压管理、高血压的自我健康管理，总结提炼了关于高血压的十个误区，并给出科学解释，为读者还原高血压"真相"。

《指南》是一本有关高血压健康教育的图书，以通俗易懂的语言，形象生动的漫画，精炼的内容选材，向读者深入浅出地介绍了高血压防治知识。《指南》以科学证据为基础，从维护健康的角度，为高血压患者提供健康知识和干预指导，所述内容均为科学共识的科普版，在指导、教育高血压患者提升健康素养、采取健康生活方式、规律服药等方面，具有重要的现实意义。希望本《指南》成为高血压患者的锦囊，希望社会各界携手共进，为建设健康中国奠定坚实的基础！

中国工程院院士　胡盛寿

2021 年 7 月

前言

大道至简：
高血压患者健康教育之路

"我没感觉，怎么会得高血压？""我年轻，不会得高血压""我有高血压，但是不想吃降压药，因为药物有副作用"，这些问题和想法大家并不陌生，也是患者在就诊时常常提起的困惑。公众对于答案也许略知一二，但说起来却似是而非。互联网信息飞速发展的今天，如何针对公众开展健康教育？如何做好科普工作？如何做好准确、生动、大家愿意看、看了不会忘的科普？这是我们医疗卫生工作者应尽的责任。

为完成这一使命，国家心血管病中心、中国医学科学院阜外医院牵头，在国家卫生健康委疾病预防控制局的指导下，联合中国疾病预防控制中心、中华医学会心血管病分会等机构和百余位专家，共同编写了《中国高血压患者健康教育指南（2021）》。本《指南》是落实健康中国行动的重要措施，从指导患者的角度出发，强调高血压防线前移。《指南》指导患者进行全方位的血压健康管理，内容包括：认识高血压，控制高血压的必要性，高血压的生活方式干预和药物治疗，特殊人群的高血压管理和高血压自我健康管理，将预防、治疗、管理融为一体，简洁明了，便于公众践行。本《指南》具有以下特点：

第一，传递"个人是血压健康的第一责任人"理念。如果公众始终认为，降低血压要靠医生，那么科普工作做起来就非常困难。因此，出版这本《指南》的第一要务，也是首要的特点，就是增强公众的健康意识，指导大家树立正确的健康理念。

第二，针对公众对高血压最常见的困惑和认识误区，进行答疑解惑。高血压危害严重，百姓对于高血压有初步的了解，但是哪些认识是正确的？哪些认识是错误的？临床专家们给出经验和建议，语言通俗易懂，针对性强，帮助高血患者更好地战胜高血压。

第三，强调生活方式干预的重要性和药物治疗的规范性并重。我们推荐践行健康生活方式，积极干预高血压多重危险因素，这是有效防治高血压的关键一步。那么，什么样的生活方式才算健康？我们应该如何养成健康的生活方式？本《指南》以非常实用、便于操作的方式，传授平衡膳食妙招、健康健身的"三个三"秘籍、生活乐观情绪法等，从低盐饮食、平衡膳食、适量运动、心理健康、戒烟限酒等方面，指导公众养成健康生活方式，对控制血压起到事半功倍的效果。在生活方式干预并不能很好控制血压的情况下，良药虽苦口，对症才有效。我们用规范、科学的解释，指导公众走出用药误区，有效控制血压。

第四，全书图文并茂，内容通俗易懂，可操作性强。一方面，用"情景插图"的方式，绘制了一些生活中常见的场景、认识误区等配图，形象生动的人物配合文字内容解释，更容易引起读者的共鸣，留下深刻的印象。另一方面，在重要的知识点设置"医生提示"，以列要点的讲述方式，浓缩成本《指南》最精华、科学的高血压健康管理知识。

最后，衷心感谢国家卫生健康委疾病预防控制局的指导和信任，感谢各合作单位的支持，感谢各位专家的辛勤付出。科普之路，大道至简。希望这本《中国高血压患者健康教育指南（2021）》，可以真正成为公众喜爱、愿意践行的健康教育读物，希望政府、医疗卫生工作者和公众共同携手努力，为高血压防控事业添砖加瓦，为实现健康中国贡献力量！

中国工程院院士　韩雅玲

2021 年 7 月

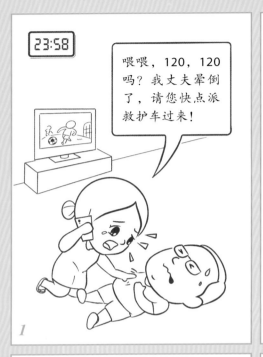

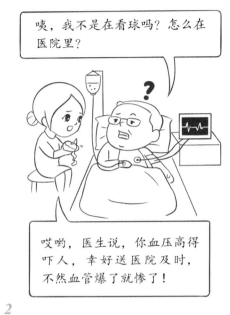

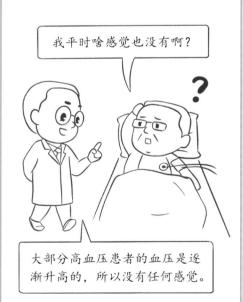

高血压是导致心脑血管疾病主要的危险因素之一，高血压被称为"无声杀手"。即便没有症状，高血压仍在损害血管、心脏、肾脏和其他器官，可能导致严重后果。

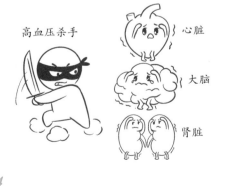

可能会有什么严重后果呢？

高血压可能引起脑卒中（中风）、心肌梗死、肾衰竭、主动脉夹层等。

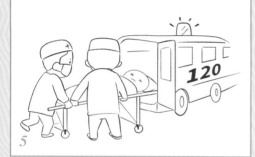

5

高血压这么可怕！那我现在怎么样，身体都有哪些问题？

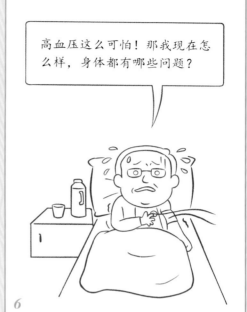

6

您有颈动脉硬化、眼底动脉硬化、左心室肥厚。如果血压控制得不好，以后还会发生脑出血、脑梗死或心肌梗死、心力衰竭。

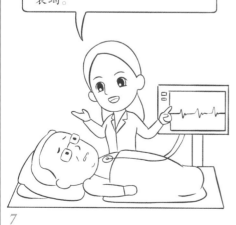

7

谢谢医生，麻烦您给我开最好的药，快点把血压降下来吧！

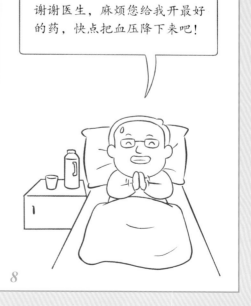

8

没有最好的药，只有最适合的药。血压稳定后会给您改成长效药物。

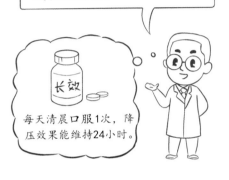

每天清晨口服1次，降压效果能维持24小时。

血压降下来就不用吃药了吧？

9

如果通过改善生活方式，血压能降到正常范围，可在医生指导下逐渐减少药物用量，有的患者可以停用降压药物，但要注意继续监测血压。如果血压控制不佳，就还得吃药。

得像每天吃饭一样，记着吃药。

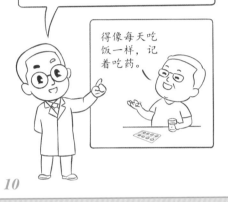

10

吃药的同时，要监测血压。建议买一个上臂式电子血压计，每天记录血压情况。

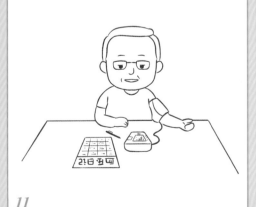

11

那我还能喝几口小酒吗？

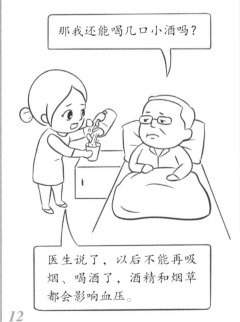

医生说了，以后不能再吸烟、喝酒了，酒精和烟草都会影响血压。

12

医生，以后我们该注意些什么呢？

饮食一定要少盐少油，戒烟戒酒。平时适当运动，吃动平衡，控制好体重。

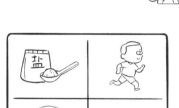

13

还要注意情绪调节，不能大喜大悲。坚持服药和监测血压，有问题及时就医，可以大大减少脑卒中和心肌梗死等的风险。

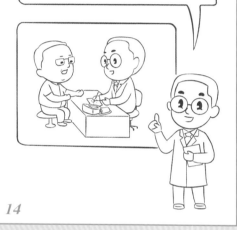

14

还有好多想问的问题呢，可也没办法总来医院。

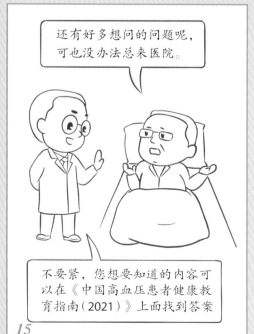

不要紧，您想要知道的内容可以在《中国高血压患者健康教育指南（2021）》上面找到答案

15

哇，太棒了！咱们关心的问题几乎都有，可得好好看看。

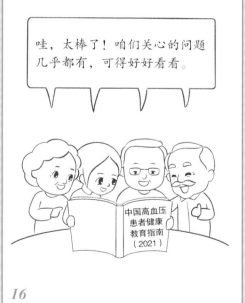

16

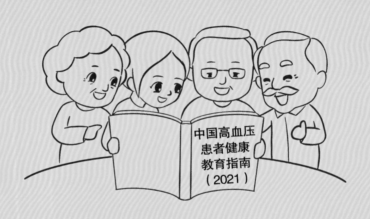

目　录

第二章　斩断魔鬼的触手——必须控制血压 …………… 021

第一章

揭开它的神秘面纱
——初识高血压

高血压是我国患病人数较多的慢性病之一，患者超过 2.7 亿，是城乡居民心脑血管疾病死亡最重要的危险因素。高血压包括原发性和继发性，其中，原发性高血压占 90%~95%，继发性高血压占 5%~10%。面对高血压汹涌澎湃的增长与危害，人们已经有了一定认识，但是哪些认识是正确的？哪些认识是错误的？了解这些，有利于我们更好地战胜高血压。

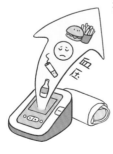

一、认识血压

1. 十大高血压认知误区和真相

误区 1 我没感觉，怎么会得高血压呢	真相 大部分高血压患者的血压是逐渐升高的，因此没有任何感觉，但即使没有感觉，高血压仍在损害你的血管、心脏、肾脏和其他器官，有可能导致严重后果。
误区 2 血压高，但我没有任何不适，那就不是严重的问题	真相 高血压如果不予以治疗，会导致脑卒中、心肌梗死、肾衰竭、主动脉夹层等健康问题。
误区 3 我年轻，不会得高血压	真相 任何年龄都可能得高血压。随着年龄增长，患高血压的风险增加。近年来，越来越多的年轻人患高血压，所以年轻人也需要进行高血压筛查。
误区 4 高血压是家族性疾病，我也逃不掉	真相 如果你的父母或近亲有高血压病史，那么你也有患病的可能。每天坚持健康的生活方式，可以延缓甚至预防高血压。
误区 5 我有高血压，但不想吃药，因为药物有副作用	真相 不予治疗的高血压比药物导致的副作用更危险！控制高血压有许多安全有效的药物。目前常用降压药物的副作用是轻微的、可逆的。如果一种药物导致副作用，医生可以调整处方，换另一种药物。

误区 6
如果我的收缩压（俗称高压）低于我的年龄加 100，我就没事

真相 无论处于任何年龄阶段，理想的血压都是低于 120/80mmHg，而高血压是血压水平在 140/90mmHg 及以上。

误区 7
生活方式管理能治愈高血压

真相 生活方式管理很重要，能帮助预防或管理高血压。但是，如果严格生活方式管理 1 个月后仍有高血压，或是中高危风险的高血压人群，应立即进行降压药物治疗。

误区 8
我的血压已经低于 140/90mmHg，我可以停药了

真相 不要自行停药！严格遵医嘱逐渐减量观察，但不能自行停药。血压正常是药物控制的结果，而不是已经"治好了"高血压，血压的重点在于控制，自行停药可能导致血压再次升高，大部分高血压患者需要终身服药。

误区 9
我不需要定期测量血压

真相 定期测量血压非常重要，尤其是曾被诊断为高血压的患者。记录你的血压测量结果，确保家庭自测血压控制在 135/85mmHg 以下。高血压患者应早、晚各测量 2~3 次，每次间隔 1 分钟；血压控制良好者每周至少测量 1 次。

误区 10
我做饭用盐较少，所以不会得高血压

真相 注意"隐性盐"。无论从哪里摄入过多盐分，都会导致血压升高。例如咸菜、罐头、火腿和腌制品等加工或预包装食品，含盐量都高。

2. 高血压是"无声杀手"

很多人血压升高之后没有明显感觉，直到发生了心肌梗死、脑梗死等并发症，因此高血压被称为"无声杀手"。

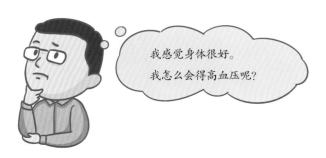

 高血压是世界上首要**可预防**的死亡原因。高血压会导致致残性脑卒中、心脏病和肾衰竭，甚至每年导致超过1 000万人死亡。

 许多**人不知道**自己患有高血压。

 目前每7位高血压患者中只有1位的血压得到控制。

 多数高血压患者**没有任何症状**。

 有效治疗高血压可以挽救全世界数百万人的生命。

3. 正确认识血压值

包括儿童在内的所有人都应测量血压，进行血压筛查，每年至少一次。

高血压诊断：在未服用降压药物的情况下，三次非同日诊室测量血压、5~7天家庭自测血压或 24 小时动态血压满足以下标准（表 1）：

表 1 高血压的诊断			
	诊室测量血压	家庭自测血压	动态血压
高血压	≥140/90mmHg	≥135/85mmHg	≥130/80mmHg（24 小时）或≥135/85mmHg（白天）或≥120/70mmHg（夜间）
白大衣高血压	≥140/90mmHg	<135/85mmHg	<130/80mmHg（24 小时）或<135/85mmHg（白天）或<120/70mmHg（夜间）
隐匿性高血压	<140/90mmHg	≥135/85mmHg	≥130/80mmHg（24 小时）或≥135/85mmHg（白天）或≥120/70mmHg（夜间）

血压水平定义与分级（以诊室测量血压为标准）详见表 2：

表 2 血压水平定义与分级			
分级	诊室测量血压		
	收缩压 /mmHg		舒张压 /mmHg
正常血压	<120	和	<80
高血压前期	120~139	和 / 或	80~89
高血压	≥140	和 / 或	≥90
1 级高血压（轻度）	140~159	和 / 或	90~99
2 级高血压（中度）	160~179	和 / 或	100~109
3 级高血压（重度）	≥180	和 / 或	≥110
单纯收缩期高血压	≥140	和	<90

注：当收缩压和舒张压分属于不同级别时，以较高的分级为准。

4. 准确测量血压很关键

推荐使用认证合格的上臂式电子血压计，每年至少校准 1 次。不推荐腕式血压计、手指血压计等其他部位的电子血压测量设备。

仅通过测量一次血压发现血压高，就诊断为高血压是错误的，因为正常人的血压是处于动态变化之中。正确测量血压的方法见下图。

血压测量的规范

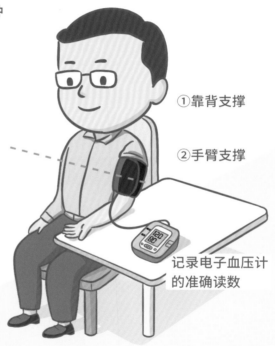

首次测量双上肢血压，两次测量间隔1~2分钟

测量血压时和两次连续测量之间不要说话

保持袖带与心脏位置齐平

确保袖带大小合适，佩戴位置正确

小号 中号 大号

袖带上部应至少覆盖患者上臂的40%，袖带下缘应在肘弯上方2~3cm。松紧适度，以能并排伸进两根手指为宜

理想的袖带气囊长度是患者手臂周长的75%~100%

每次测量前，排空袖带气囊中的空气

佩戴袖带时，胳膊尽量裸露，或只隔薄薄的一层衣物，避免袖带下方的衣物皱褶不平

①靠背支撑

②手臂支撑

记录电子血压计的准确读数

③两脚不要交叉，双脚平放于地面

在测量血压前30分钟内，避免做运动、喝茶或咖啡、吸烟

测量前，患者应舒服安静地休息3~5分钟

5. 建立血压日志，做好家庭监测

在固定的时间测量血压（表3），并建立血压日志（附录1）。

表3　家庭血压测量的注意事项	
测量的频次	早、晚各测量2~3次，每次间隔1分钟
测量的时间	起床后1小时，吃早饭、服用降压药、晨练等活动之前测量 晚饭后、上床睡觉前测量 每次测量前都需要排空膀胱
测量的天数	初诊高血压患者或需调整降压药物期间，建议连续测量家庭血压7天 血压控制良好者每周至少测量1天 健康人群建议每年测量1~2次 易患高血压人群建议每3~6个月测量1次 精神高度焦虑的患者，不建议频繁自测血压

二、影响血压的因素

1. 哪些人易患高血压

具有以下危险因素之一者未来发展成高血压的风险显著增加，为高血压易患人群：

（1）高血压前期：收缩压（俗称高压）120~139mmHg，和/或舒张压（俗称低压）80~89mmHg。

（2）年龄≥45岁。

（3）超重和肥胖：体重指数（BMI）≥24kg/m²，或中心性肥胖（男性腰围≥90cm，女性腰围≥85cm）。

（4）高血压家族史。

（5）高盐饮食。

（6）长期大量饮酒。

（7）吸烟（包括被动吸烟）。

（8）缺乏体力活动。

（9）长期精神紧张。

> **小贴士**
>
> 如何计算 BMI ?
>
> 体重指数（BMI）= 体重（千克，kg）÷ 身高（米，m）²
>
> BMI 的标准是什么？
>
> 正常：18.5≤BMI<24kg/m²
>
> 超重：24≤BMI<28kg/m²
>
> 肥胖：BMI≥28kg/m²

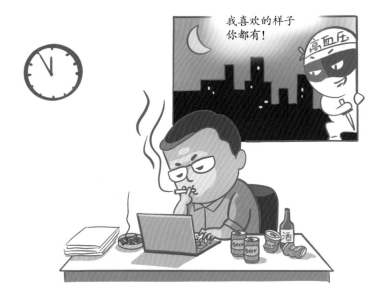

2. 高血压会遗传吗

会。父母患有高血压，其子女患高血压的概率增加。世界卫生组织（World Health Organization，WHO）调查数据显示，父母均患高血压，子女患高血压的概率为 45%；父母仅一人患高血压，子女患高血压的概率为 28%；父母均无高血压，子女患高血压的概率仅为 3%。但值得注意的是，如果父母均患高血压，子女并不是 100% 患高血压，只要子女控制好其他高血压的发病诱因，可以降低患高血压的风险。

3. 胖子容易得高血压，瘦子也会得高血压吗

有不少人认为胖子才会得高血压，瘦子是不会得高血压的。真的是这样的吗？胖子是容易得高血压，但肥胖不是高血压唯一的危险因素，其他如**饮食不健康、吸烟、饮酒、不运动、熬夜等，精神上长期高度紧张、焦虑，或者有遗传因素**，都会诱发高血压。所以，瘦子也是有可能患高血压的！

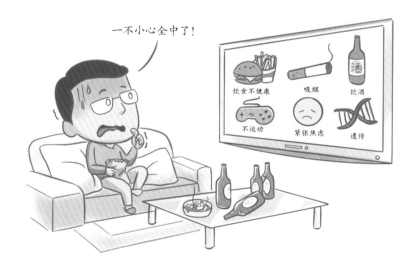

小贴士

"瘦子们"不要总是抱有侥幸心态，认为"我瘦，我是不可能得高血压的"。应当规律饮食，适量运动，戒烟戒酒，调整心态，预防高血压。

4. 人每天的血压会有波动吗

会。人体血压并不是一直平稳不变，而是随着昼夜节律波动。在一天 24 小时内具有"两峰一谷"的规律变化，像一个勺子的形状，总体是白天高、夜晚低。一般来说上午 6：00—10：00、下午 16：00—18：00 为一天中的高峰时间；到晚上逐渐降低，凌晨 2：00—3：00 是低谷时间，这种血压称为"杓型血压"。

如果夜间的血压与白天近似，就称之为"非杓型血压"。如果夜间血压反而较白天高，称为"反杓型血压"。

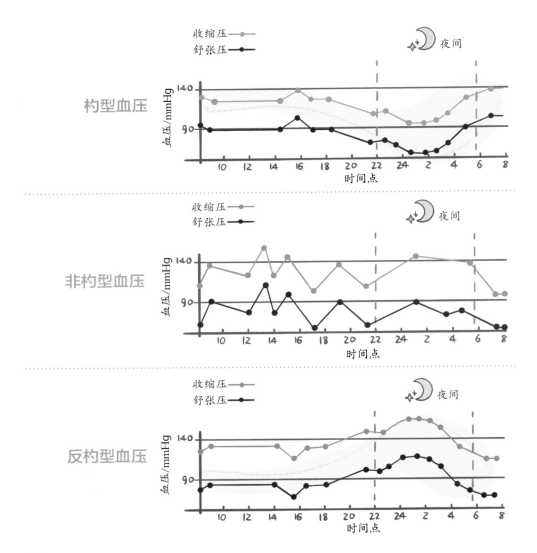

举个例子：70 岁的李大爷是个高血压"老病号"，每天自觉服用降压药，白天也会偶尔测一测血压，每次都会有个"漂亮"的正常血压值。可最近的一个晚上，李大爷突发心肌梗死，幸好家人早发现，及时把他送往医院救治。经医生检查，李大爷白天血压控制得很好，但夜间血压高，诱发了心肌梗死。

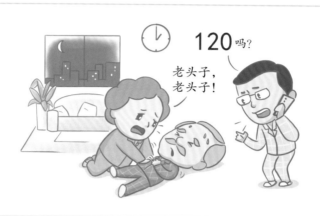

医生提示：

● 夜间高血压可能没有明显不适，不容易被发现，但是对靶器官损害严重。

● 如果通过动态血压监测发现是非杓型血压或反杓型血压，建议咨询医生，必要时调整治疗方案。

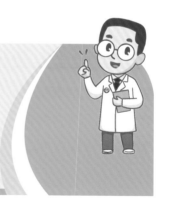

5. 生活中有哪些因素会影响血压的波动

除了年龄增大，生活中影响血压波动的因素有很多，比如运动、吃饭、排便、精神紧张、情绪激动、睡眠不足、饮酒、长期大量喝浓茶和咖啡、吸烟等会导致血压升高，而休息、睡眠、躺卧位会使血压下降。

6. 血压会随季节波动吗

会，人体的血压与季节更替关系密切。

寒冷的冬季或初春是血压波动较大的季节。春天气温变化大，忽冷忽热，容易引起血管痉挛，造成血压波动。冬季对高血压患者来说是一道坎，温度一降、冷风一吹，血压立马升高。血压忽高忽低，就怕心肌梗死、脑梗死找上门。

6—9月，夏季温度高，血管扩张，出汗多，血压会偏低。

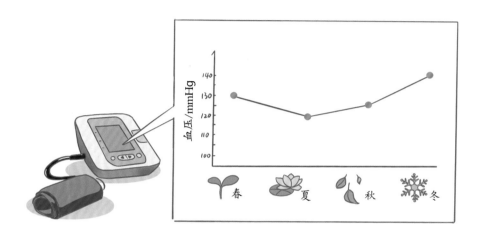

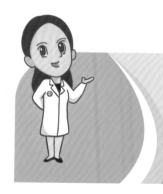

医生提示：

● 在春、冬两季，高血压患者更需要注意保暖、严格监测血压、控制饮食、适量运动、规律作息，才能够健康度过这两个"危险"的季节，避免心脑血管意外。

7. 高海拔和低海拔会影响血压水平吗

高血压患者在高海拔地区时，血氧结合力低，需要深吸气、少运动，容易导致交感神经兴奋，心率加快，会反射性血压升高。但是，当患者到低海拔地区时，血压常常会减低，这种情况下，可逐渐减量甚至停药。不过，患者再回到高海拔地区后，还需根据血压的监测水平，继续服药。

三、高血压的常见类型

1. "多因素"的原发性高血压

原发性高血压指的是在目前的医疗水平和检查手段下，无法确定究竟是什么原因导致的高血压，90%~95%的高血压患者都属于原发性高血压。

原发性高血压虽然没有确切的"病根"，但常常与食用高盐食物、超重、肥胖、长期大量饮酒、吸烟、遗传等多种因素有关。

2. "单因素"的继发性高血压

继发性高血压指的是能够很清楚地确定导致患者高血压的原因，在去除"病根"后，高血压症状能明显缓解，甚至消除。不过，仅有5%~10%的患者能够明确地查出自身高血压的"病根"。继发性高血压的常见类型有：

（1）肾实质性或肾血管性高血压：出现血尿、蛋白尿、肾功能异常，常见疾病如急慢性肾小球肾炎、肾盂肾炎、肾动脉狭窄等；

（2）内分泌性高血压：常见但容易被忽视，症状如乏力（低钾血症）、心悸多汗、手抖、头疼伴阵发性面部潮红、体重增加或下降、"满月脸水牛背"等，常见疾病如原发性醛固酮增多症、甲状腺功能亢进、皮质醇增多症、嗜铬细胞瘤等；

（3）大血管病变：如先天性主动脉缩窄、多发性大动脉炎等；

（4）药源性因素：长期口服药物，如糖皮质激素、避孕药、含甘草类药物、麻黄素、抗抑郁药等，随后出现血压升高；

（5）其他疾病：如神经系统疾病、妊娠高血压综合征、睡眠呼吸暂停低通气综合征等。

3. 不易被发现的"漏网之鱼"——隐匿性高血压

隐匿性高血压，又称"隐性高血压"，就是患高血压但却不容易被发现，这一类人在医院测血压并不高（诊室测量血压 <140/90mmHg），但离开医院在家测血压时高于正常标准（≥135/85mmHg），或者24小时动态血压监测高于正常标准（白天平均血压≥135/85mmHg 或夜间平均血压≥120/70mmHg 或24小时平均血压≥130/80mmHg）。

隐匿性高血压分两种情况：一种情况是没有服用过降压药物，另一种情况是服用降压药后出现诊室测量血压达标而家庭自测血压或动态血压监测不达标，依据诊室测量血压认定血压达标是假象。隐匿性高血压患者发生心血管疾病的风险比正常人或者血压控制好的患者高 1.5~3.0 倍。

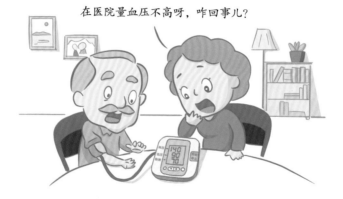

在医院量血压不高呀，咋回事儿？

医生提示：

- 提高健康意识，定期体检，规范测量血压，怀疑有隐匿性高血压者要进行动态血压监测。
- 改变不良生活习惯（吸烟、饮酒、过度劳累、熬夜、情绪紧张等）。

4. "看见白大衣，我血压就高"——白大衣高血压

"我一到医院看到穿白大衣的医生，血压就高，回家血压就正常了"，这种情况称为"白大衣高血压"，与患者的情绪、精神紧张有关。白大衣高血压也会对心脏、大脑、肾脏等产生损害。白大衣高血压患者5年后有70%~80%会发展成为高血压；大多数白大衣高血压患者有血糖、血脂代谢紊乱，更易发生心血管疾病。

"白大衣高血压需要治疗吗？"这主要看有没有心脏、大脑、肾脏等靶器官受损，如果没有靶器官受损，密切随访就可以，不需要特殊的药物治疗。如果合并有靶器官受损，比如心脑血管疾病、肾脏以及视网膜疾病，这种情况显然需要治疗。

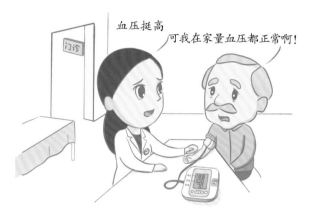

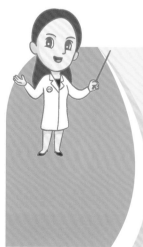

医生提示：

- 改善生活方式，包括限制盐的摄入、减肥、体育锻炼、戒烟、心理治疗，纠正血糖、血脂的异常。
- 有"白大衣高血压"表现者应至少每月门诊测一次血压，有条件者至少每年做一次24小时动态血压监测，坚持家庭血压监测，观察血压变化情况。

5. 警惕直立性低血压

有些患者在久蹲、久坐或者久卧后突然起身，会出现眼前一黑、头晕站不稳的情况，甚至会发生晕厥、跌倒，造成意外伤害，这个时候就需要警惕是否患直立性低血压。这种情况多见于老年人、体弱者，尤其是服用多种降压药的高龄高血压患者。主要表现为站起后 3 分钟内收缩压下降大于 20mmHg，或舒张压下降大于 10mmHg，从而导致脑缺血的症状。

一旦家人发生直立性低血压而晕倒，应及时拨打 120，并立刻将患者抬到空气流通的地方，平躺休息，同时松解衣领，适当保温，患者一般很快苏醒；等待专业医务人员到场后进行进一步救治。

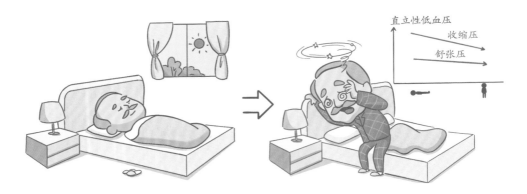

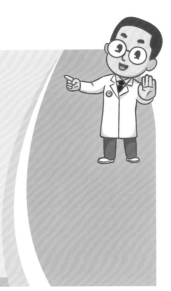

医生提示：

- 高血压合并直立性低血压的患者，不能单纯追求血压的下降，维持血压稳定更重要。
- 老年人在变换体位时动作应缓慢，比如清晨起床时应在床上先活动几分钟，手扶床沿缓慢下床；夜间起夜时不要着急，站稳了再迈步，避免摔倒。
- 避免过度劳累或者长时间站立。
- 如果频繁发作建议及时到医院就诊。

6. 清晨高血压惹的祸

清晨血压是指在起床后 1 小时内（6：00—9：00），在服药前、早餐前测量的家庭血压。测量前应排空膀胱，最好坐着测量。

清晨高血压是心脑血管疾病高发的首要危险因素。流行病学调查显示，约 40% 心肌梗死和 29% 心源性猝死发生在清晨时段。清晨高血压也是脑卒中最强的独立危险因素，该时段脑卒中的发生率是其他时段的 3~4 倍。另外，清晨高血压患者颈动脉粥样硬化的相对风险增加 5 倍。

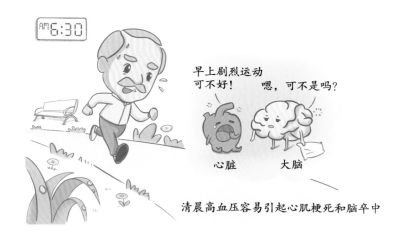

清晨高血压容易引起心肌梗死和脑卒中

举个例子：李大爷高血压病史有 10 多年，每天按时服药，坚持每日自测血压，适当锻炼，还坚持每天早晨打太极拳健身。但是，李大爷在早晨起床后常常感到不同程度的头晕，时间很短，稍稍休息就好了，就没当回事儿。在一个早上，他晨练时突然晕倒了，医院诊断为脑出血，生命是挽救回来了，但后遗症严重影响了生活质量。

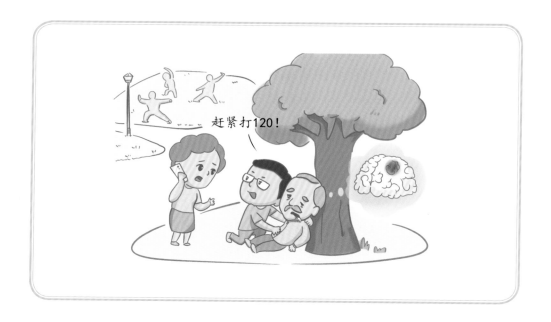

小贴士

　　早晨 6：00—10：00 要避免剧烈活动，建议把锻炼时间安排在下午或晚上，更安全。

　　老年人应特别注意，早晨清醒后应慢慢起床，起床后活动不宜过于剧烈。

7. 低头族的年轻人，小心颈源性高血压

年轻人长期长时间使用电脑，容易造成颈椎小关节损伤错位，压迫交感神经而影响血管收缩，一部分人会因此患上颈源性高血压。如果血压高并有颈椎病的症状，不妨查查颈椎，也许能揪出真正元凶。自检方法如下：

（1）颈椎病症状发作和血压波动基本同步：颈椎病症状严重时，血压明显升高；颈椎病症状缓解后，血压同步下降。

（2）服用降压药降压效果不明显，而在针对颈椎病进行相应治疗时，血压会随着颈椎病的改善而稳定。

（3）在高血压发生之前，有相当长的时间出现低血压和血压波动，伴随头晕、头昏、记忆力减退、浑身无力的症状，在这之后，就发生高血压。

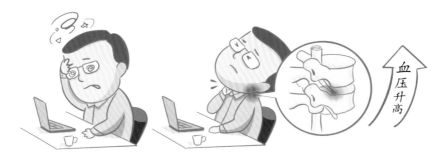

颈椎病发作前出现
低血压和血压波动

颈椎病症状严重时，
血压明显升高

第二章

斩断魔鬼的触手
——必须控制血压

高血压对人体健康的危害严重，它是怎样"蚕食"心脏、大脑、肾脏等重要脏器的呢？"知己知彼，百战不殆"，与高血压的抗衡是一个"持久战"，那我们如何部署战役的第一步？做好各项检查和危险评估，就奠定了胜利的基石。

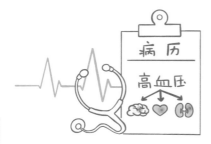

一、高血压有哪些危害

高血压常常被称为"无声杀手"，是心脑血管病发生和死亡的首位危险因素。高血压可导致心脏、脑、肾脏、视网膜和血管等功能的损害。

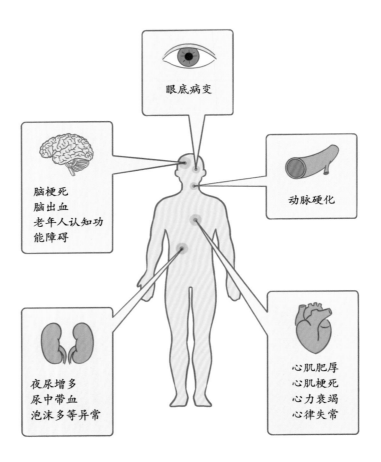

1. 高血压容易引起哪些心脏疾病

长期高血压容易引起心肌肥厚、心肌梗死、心力衰竭、心律失常等。临床观察研究显示，80%~90% 的急性心肌梗死和严重心律失常发生在上午6：00—10：00，其中早晨 6：00—8：00 是高发时段，这段时间也是心源性猝死的高发时间。

2. 近 50% 的脑卒中与高血压有关

脑卒中危害十分大，一人得病全家遭殃。高血压与脑卒中关系密切，**近 50%的脑卒中与高血压有关**。高血压既可以引起脑梗死，又可以增加脑出血的危险。血压越高，脑卒中风险越高。

收缩压每升高 10mmHg，脑卒中的相对发病风险增加 49%；

舒张压每升高 5mmHg，脑卒中的相对发病风险增加 46%；

收缩压每升高 20mmHg 或舒张压每升高 10mmHg，脑卒中的死亡率翻倍。

3. 长期高血压，肾脏躺着也会中枪

我国肾脏病患者中 20% 是高血压所致。**警惕夜尿增多，尿中带血、泡沫多等异常，**一旦出现就要及早去医院做尿检，及时发现问题、接受治疗。

4. 高血压会造成哪些眼部损害

长期高血压可导致眼底血管损害，眼底小动脉狭窄、出血、渗出和进行性视神经乳头水肿，对视力有很大影响，严重者会失明。

5. 高血压容易引起动脉硬化

血管在长期"高压"之下，弹性慢慢减退、变硬，发生动脉硬化，尤其多见于老年人。高血压与动脉硬化是姐妹病，它们相伴而生，互相影响。据统计，高血压患者中动脉硬化者较多，约是正常人的 4 倍。同样，在动脉硬化患者中，60%~70% 的人有高血压，动脉硬化可加快高血压的进程。

6. 高血压对老年人认知功能的损害

高血压可引起脑损害，加速老年人记忆力及其他认知能力的丧失，而且随着年龄的增加而加重。主要表现为：

（1）日常生活能力降低：包括基本生活能力（吃、穿、行、个人卫生），应用基本生活工具的能力（洗衣、做饭、买东西、打电话）；

（2）性格改变：例如妄想、幻觉、淡漠、焦虑、激越、抑郁、侵扰等异常精神行为；

（3）认知障碍：例如记忆力减退、理解表达能力下降等。

7. 测血压，别忘了看脉压

不少患者在测血压时，往往只顾两头：收缩压（俗称高压）和舒张压（俗称低压），不顾中间：脉压。收缩压减去舒张压的差值就是脉压，正常脉压在 30~40mmHg。大于 60mmHg 为脉压过大，小于 20mmHg 为脉压过小。

脉压越大，血管壁的弹性越小。脉压增大常见于老年人主动脉硬化、老年人单纯性收缩期高血压、甲状腺功能亢进、主动脉瓣关闭不全等原因。

脉压过小常见于主动脉瓣狭窄、心力衰竭、低血压、心包积液、缩窄性心包炎等。具体病因需要去医院进一步检查确认。

8. 收缩压和舒张压，哪个对心脑血管危害更大

收缩压随年龄增长而升高，80 岁后趋于稳定不再升高；舒张压随年龄增长而升高，50 岁后稳定或略下降。

小于 50 岁的年轻人，舒张压是心血管疾病发生风险的重要预测指标。

50 岁及以上的中老年人，收缩压、脉压是心血管疾病发生风险的重要预测指标。

二、高血压患者的检查和危险评估

1. 高血压患者有必要做全身检查吗

有必要。高血压患者在确诊之后，常常被要求做一系列检查，又抽血，又拍片，很多患者对此很不理解，"血压高，给我开点降压药不就行了吗？没必要再花冤枉钱做检查了"。其实不然，诊断高血压只是第一步，明确病因、掌握病情、指导治疗更为重要。高血压患者进行检查的主要目的如下：

（1）确定是原发性高血压还是继发性高血压。

（2）了解心脏、大脑、肾脏、眼等重要器官是否受到高血压的损害。

（3）了解高血压患者是否还合并有其他危险因素，如血脂异常、糖耐量异常、吸烟或被动吸烟、肥胖、左心室肥厚等，或伴有其他合并症，如冠心病、脑卒中、高血脂、糖尿病等。

2. 高血压患者要做哪些必要的检查

（1）血常规和血生化检查：血生化检查包括血脂、血糖、血尿酸、血尿素氮、血肌酐，以及血钾和血钠等电解质指标。可明确高血压是否由肾脏疾病引起，判断高血压对肾脏的影响程度，是否存在高脂血症、糖尿病、高尿酸血症等。

（2）心电图、超声心动图及胸部 X 线检查：了解高血压对心脏的损害程度，是否有心肌肥厚、心律失常、心肌缺血、心脏扩大等。

（3）眼底检查：了解高血压患者外周小动脉的硬化程度。

（4）尿常规及尿蛋白检查：了解高血压是否由肾脏疾病引起，以及高血压是否引起了早期的肾脏损害。

（5）24 小时动态血压监测：确定正常生活状态下各时间点的血压变化规律，指导用药时间、剂量。

（6）其他特殊检查：为了排除继发性高血压，还需要做一些特殊的检查，如测定肾素、醛固酮、皮质激素和儿茶酚胺等水平；肾脏、肾上腺、肾动脉超声或 CT、磁共振等。

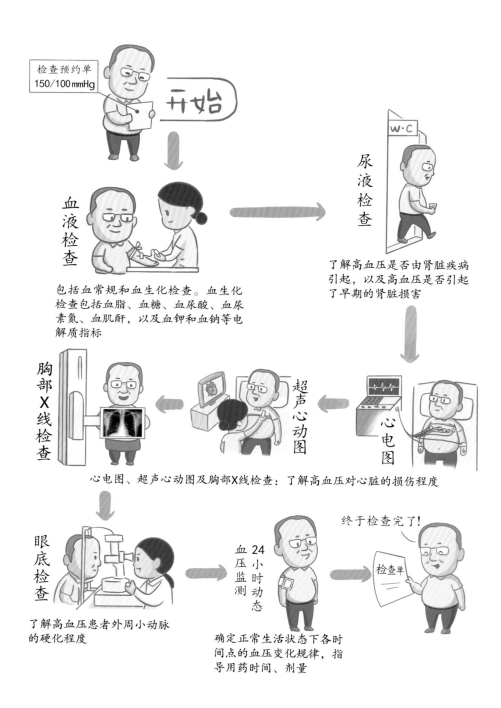

检查预约单
150/100 mmHg

开始

血液检查

尿液检查

包括血常规和血生化检查。血生化检查包括血脂、血糖、血尿酸、血尿素氮、血肌酐，以及血钾和血钠等电解质指标

了解高血压是否由肾脏疾病引起，以及高血压是否引起了早期的肾脏损害

胸部X线检查

超声心动图

心电图

心电图、超声心动图及胸部X线检查：了解高血压对心脏的损伤程度

眼底检查

24小时动态血压监测

终于检查完了！

检查单

了解高血压患者外周小动脉的硬化程度

确定正常生活状态下各时间点的血压变化规律，指导用药时间、剂量

3. 什么叫动态血压，是否每个人都需要做动态血压监测

患者："每次去医院测血压就偏高，终于下决心做了一个 24 小时动态血压监测！"

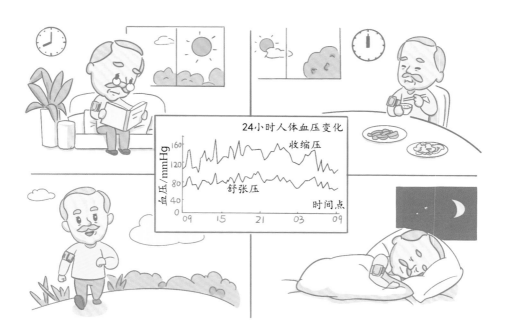

它有什么用呢？动态血压监测是诊断高血压不可缺少的一个手段。患者带一个自动血压记录仪，通常白天每 30 分钟测量一次，晚上睡眠期间每小时测量一次，监测日常状态下的 24 小时血压变化，可绘制人体一天的血压波动曲线。每个患者都应该做动态血压监测！

动态血压监测可以避免门诊血压测量的偶然性，避免情绪、运动、进食、吸烟等因素的影响，客观真实地反映血压情况。

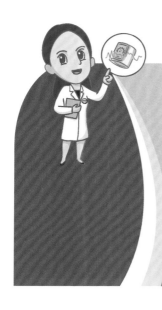

医生提示：

- 血压波动大、怀疑白大衣高血压、隐匿性高血压、夜间高血压，或者已经确诊高血压但药物治疗效果欠佳的患者，推荐动态血压监测。

动态血压多高，就算高血压呢？

- 白天（清醒时）平均血压≥135/85mmHg
- 夜间（睡眠时）平均血压≥120/70mmHg
- 24 小时平均血压≥130/80mmHg

应警惕患上了高血压！

4. 如何评估高血压患者发生心脑血管事件的危险

高血压患者到医院就诊后，会看到医生在病历上给出类似"高血压 3 级，极高危""高血压 1 级，低危"等诊断。在病历上出现的高血压 1 级、2 级、3 级，还有高危、中危、低危，代表什么意思呢？

（1）血压水平分类：根据血压升高的水平，将高血压分为 1 级、2 级、3 级三个级别。

（2）心脑血管事件发生风险分层：指高血压患者除了血压升高，还伴有何种程度的危险因素。判断风险分层的意义在于，了解患者在未来 10 年内发生主要不良心脑血管事件（例如心肌梗死、脑出血或脑梗死等）的风险有多高：

极高危——风险 >30%

高危——风险为 20%~30%

中危——风险为 15%~20%

低危——风险 <15%

同样的血压水平，风险分层不同，发生心脑血管事件的危险也不同。

高血压患者发生心脑血管事件的危险因素

血压

- 高血压前期：120~139/80~89 mmHg
- 1级高血压：140~159/90~99 mmHg
- 2级高血压：160~179/100~109 mmHg
- 3级高血压：≥180/110 mmHg

早发心血管疾病家族史

一级亲属发病年龄：
男性<55岁，女性<65岁

主要危险因素

>55岁　>65岁

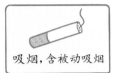

吸烟,含被动吸烟

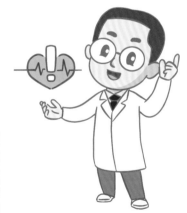

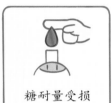

糖耐量受损

向心性肥胖
腰围
男性≥90 cm
女性≥85 cm

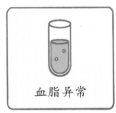

血脂异常

其他危险因素

- 早发停经(<50岁)
- 静坐生活方式
- 心率快(静息心率>80次/分)
- 高尿酸血症(男性>420μmol/L, 女性>360μmol/L)
- 24小时尿钠>100 mmol/L(相当于食盐摄入量>6.0 g/d)

举个例子：

有两位高血压患者，年龄 50 岁，血压 150/90mmHg，为高血压 1 级。

患者 A 除了高血压外，身体一切正常，没有糖尿病、血脂异常、吸烟、肥胖等危险因素，其在未来 10 年内发生严重心脑血管事件的风险 <15%。而患者 B，除了高血压，还患有冠心病，他的风险分层就是极高危，心血管事件的发生风险 >30%。

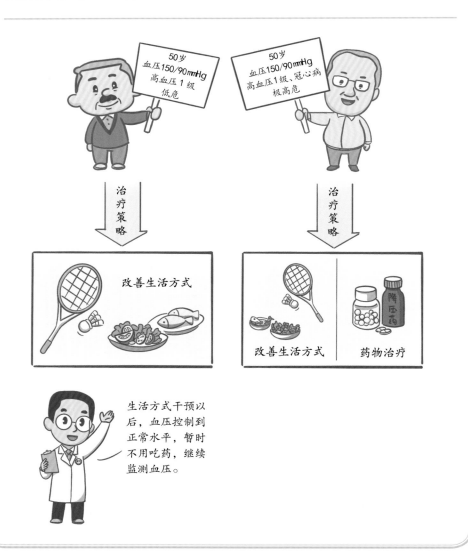

因此，他们的治疗策略就不一样了，患者 A 由于发生心脑血管事件的风险较低，可以先通过生活方式干预 2~3 个月，如果血压控制到正常水平，就不用吃药了。

而患者 B 发生心脑血管事件的风险很高，需要立刻接受降压药物治疗。

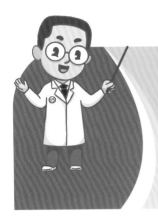

医生提示：

● 发现高血压后，要到正规医院高血压门诊接受系统评估。根据血压水平、心脑血管危险因素以及高血压造成的靶器官损害情况，是否合并临床并发症和糖尿病情况，对高血压进行风险分层。

5. 高血压风险分层越高，寿命就越短吗

高血压风险分层只代表未来 10 年内发生心脑血管事件的概率，和患者的寿命长短并不一定有直接的关系。

举个例子：两位患者，患者 A 属于高血压合并糖尿病的"高血压3 级，极高危"，未来 10 年发生心脑血管事件风险超过 30%，但他通过积极改善生活方式、配合医生治疗、规律服药，一直将血压和危险因素控制在目标范围内，就不一定会发生心脑血管疾病，寿命也不一定会缩短。

而患者 B 虽然是高血压伴高脂血症的"高血压 2 级，中危"，但如果不积极控制血压、血脂，反而更容易发生心脑血管事件，将来的寿命也可能会缩短。

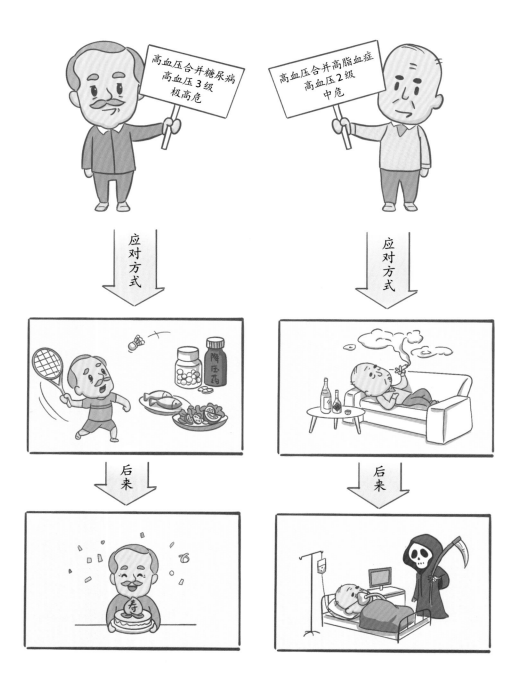

第三章

战而胜之

——高血压的非药物治疗

　　践行健康的生活方式，积极干预高血压多重危险因素，是有效治疗高血压的关键一步。什么样的生活方式才算是健康？低盐饮食，平衡膳食，适量运动，增强心理健康意识，彻底戒烟，避免接触二手烟，不饮酒或限制饮酒，这些看似寻常的行为方式环环相扣，均能对降低血压起到事半功倍的效果。

一、均衡膳食
——营养学家告诉您怎么吃血压才平稳

1. 高血压患者应遵循的膳食原则有哪些？

应遵循《中国居民膳食指南（2016）》中的建议：

（1）食物多样，谷类为主；

（2）吃动平衡，健康体重；

（3）多吃蔬果、奶类、大豆；

（4）适量吃鱼、禽、蛋、瘦肉；

（5）少盐少油，控糖限酒；

（6）杜绝浪费，兴新食尚。

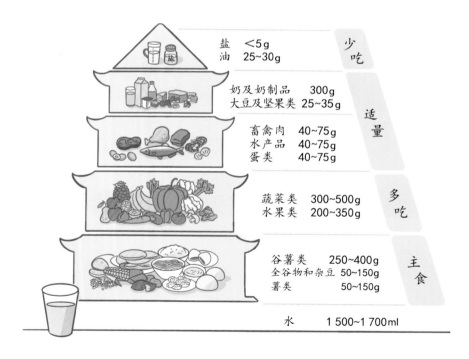

盐	<5g	少吃
油	25~30g	
奶及奶制品	300g	适量
大豆及坚果类	25~35g	
畜禽肉	40~75g	
水产品	40~75g	
蛋类	40~75g	
蔬菜类	300~500g	多吃
水果类	200~350g	
谷薯类	250~400g	主食
全谷物和杂豆	50~150g	
薯类	50~150g	
水	1 500~1 700ml	

2. 盐吃多了不只是升高血压

中国人的"盐值"太高了，常听人说："我吃过的盐比你吃过的米还多"。数据显示，中国人平均每人每天的食盐摄入量为 12g，一年大概要吃掉 4.4kg 的盐，换算成 400g 一袋的盐来计算，一个人一年就要吃掉约 11 袋盐。这远远超出了《健康中国行动（2019—2030 年）》中健康成人每天不超过 5g 盐的摄入量标准。

高血压患者听得最多的一条要求，恐怕就是"少吃盐"了。其实，盐吃多了不只是升高血压，还会增加骨质疏松、脑卒中、心脏病等疾病的发生风险。

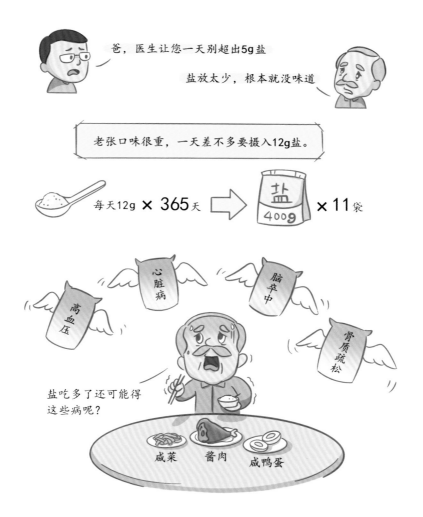

3. 如何科学控制盐的摄入——4 个吃盐小窍门

（1）巧用控盐瓶：推荐大家准备专用的控盐瓶，方便精准把控用盐量。控盐瓶可以提前定量出 5g 食盐，按压一次出盐 0.3g，再也不怕多放盐了。

（2）改变烹饪方式：建议多尝试蒸、煮、白灼、快炒等方式，放盐的时间也改为起锅前，让盐保留在食物表面，既能保留咸味，又能避免放盐过多。

（3）选择低钠盐："低钠盐"一般指用部分钾盐代替钠盐的食盐产品。需要注意的是，如果肾功能不全，患者本身基础血钾就高，身体无法正常排出钾离子，不建议食用低钠盐。正在服用普利类、沙坦类药物，以及螺内酯、阿米洛利、依普利酮等药物的高血压患者，为避免导致高钾血症风险，不建议选择低钠盐。高血压患者是否能选择低钠盐，建议由医生和临床营养师指导。

（4）用其他调味品代替：烹饪时可以使用葱、姜、蒜、辣椒、花椒等天然香料提味，味道更鲜美。部分人做菜有添加味精、鸡精、鸡粉的习惯，需要注意味精含 20.7% 的盐，鸡精、鸡粉含 48% 的盐，这时候就更需要少放盐了。

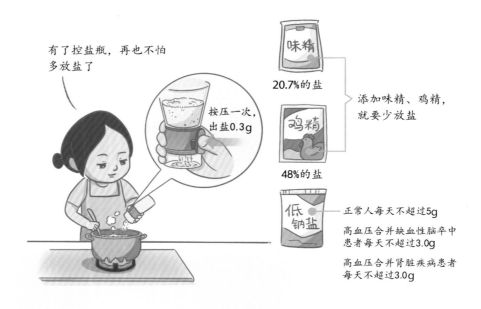

有了控盐瓶，再也不怕多放盐了

按压一次，出盐0.3g

20.7%的盐

添加味精、鸡精，就要少放盐

48%的盐

正常人每天不超过5g
高血压合并缺血性脑卒中患者每天不超过3.0g
高血压合并肾脏疾病患者每天不超过3.0g

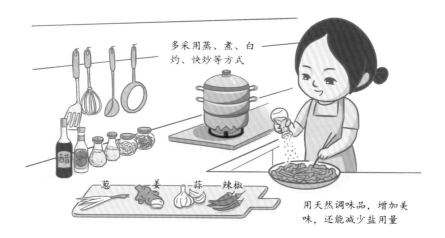

多采用蒸、煮、白灼、快炒等方式

葱 姜 蒜 辣椒

用天然调味品，增加美味，还能减少盐用量

4. 高血压吃低钠盐就可以了吗——注意隐形盐

影响人体血压的其实是食盐中的钠。特别提醒大家：膳食指南推荐的摄入量可不单指食盐，有些"隐形盐（钠）"要格外小心！

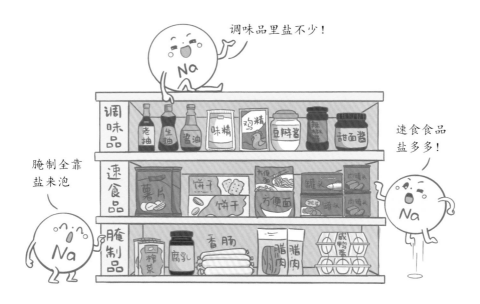

调味品里盐不少！

速食食品盐多多！

腌制全靠盐来泡

常见的高钠食物有：腌制品如酱肉、熏肉、酱菜、咸菜、香肠、火腿、腊肉、咸鸭蛋等，速食品如咸坚果（如油炸花生米）、薯片饼干类、方便面、罐头、油条等，调味品如酱油、味精、鸡精等，糕点、面包中也含有较高的隐形盐。

日常生活中需注意以下几点：

（1）选择新鲜卫生的食材，少吃或不吃加工食品。

（2）购买加工产品时，注意营养成分表中钠含量是否过高（配料表钠含量：1~2g 钠相当于食盐 3~5g，1 000mg=1g）。钠含量高的食品尽量少吃或不吃。

（3）减少外出就餐。大多数餐馆烹调食物一般重盐、重油，调味料丰富，做出的菜味道厚重鲜美，但对于身体却是重负荷。

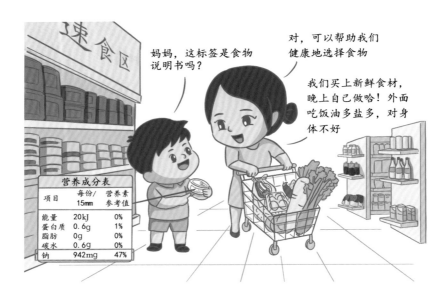

5. 海鱼美味又有营养，但钠含量高，到底吃海鱼还是吃淡水鱼

高血压患者应适量多吃鱼、禽等白肉。海鱼高蛋白、低脂肪，特别是秋刀鱼、石斑鱼、鲑鱼、鲭鱼、沙丁鱼、鲅鱼、堤鱼等深海冷水鱼中 ω-3 脂肪酸（DHA 和 EPA）含量远高于大多数淡水鱼。DHA

小贴士

有人担心海鱼的钠含量高于淡水鱼，不利于控制血压，但实际上只需烹饪时少放盐、酱油、鸡精就可以。

被称作"脑黄金"，EPA 是"血管的清道夫"，有利于降低甘油三酯和血液黏稠度。

6. 高血压患者能用鱼肉完全代替畜肉吗

　　高血压患者以鱼虾和禽肉（如鸡肉）等白色肉类为主，但动物血和瘦肉等低脂肪、低胆固醇的补铁食物也要适当地吃。

　　鱼肉和畜肉（猪肉、牛肉、羊肉）都是高蛋白食物，鱼肉优点是低脂肪，饱和脂肪酸含量远低于畜肉，维生素 D 和 ω-3 不饱和脂肪酸含量高于畜肉，并且富含硒。但鱼肉的缺点是烟酸、铁、锌等营养素明显低于畜肉，所以缺铁性贫血的人不能靠吃鱼肉补铁。

7. 听说鹅蛋营养价值高，高血压患者能吃吗

　　高血压患者如果血脂正常，每天可以吃一个鸡蛋，但鹅蛋会比鸡蛋更好吗？

　　通过禽蛋类营养素数据（表 4）可以看出，鹅蛋的热量、脂肪、胆固醇是禽蛋中最高的，胆固醇含量明显超过鸡蛋，对高血压合并高血脂、糖尿病的患者来说不太适合。

　　鸭蛋和鹌鹑蛋的胆固醇含量比鸡蛋略低一些，可以经常换着吃，但不建议吃咸鸭蛋和鹅蛋。

| 鹅 蛋 | 鸭 蛋 | 鸡 蛋 | 鹌鹑蛋 |

表 4　不同种类禽蛋的主要营养素含量（/100g 可食部分）								
种类	水分 / g	能量 / kcal	蛋白质 / g	脂肪 / g	胆固醇 / mg	核黄素 / mg	维生素 E/ mg	铁 / mg	硒 / μg
鸡蛋	74.1	144	13.9	8.8	585	0.27	1.84	2.0	14.3
鸭蛋	70.3	180	12.6	13.0	565	0.15	4.98	2.9	15.7
鹌鹑蛋	73.0	160	12.8	11.1	515	0.49	3.08	3.2	25.5
鹅蛋	69.3	196	11.1	15.6	704	0.30	4.50	4.1	27.2

8. 高血压患者应该常吃哪种烹调油

本着"少吃油、吃植物油、低温用油"的原则，高血压患者每天用油量25~30g 较为适宜，不宜食用含胆固醇和饱和脂肪酸较多的油，例如不易被消化的猪、牛、羊油，对控制"三高"（高血压、高血糖、高血脂）和预防动脉粥样硬化不利。

选择不饱和脂肪酸丰富的植物油，如大豆油、花生油、低芥酸菜籽油、橄榄油、茶油、亚麻油等，容易消化，人体吸收率高，含有丰富的维生素 E。

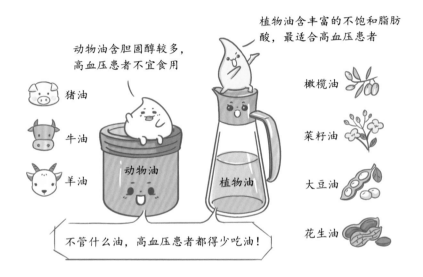

9. 烹调油是长期用一种好，还是经常换比较健康

生活中许多人吃惯了一种口味的油，往往会长期食用。事实上，不同种类的食用油各具特点，应经常更换种类，食用多种植物油，营养更均衡。

亚麻油和紫苏油最好用于凉拌、制馅、蒸煮等短时间低温制作的食物。

小贴士

- 再好的油也不宜高温煎、炸食物，煎炸食物脂肪含量高，维生素损失多；
- 不要将油加热到冒烟，油脂氧化易产生致癌物。

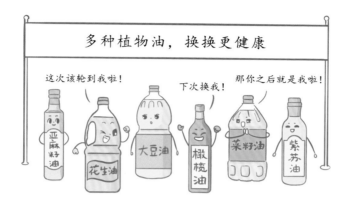

10. 积极控制体重——营养减重巧办法

肥胖是血压升高的重要因素，积极控制体重很重要！营养减重的巧办法有：

（1）早餐多吃，晚餐少吃，午餐正常吃：肥胖的人更需要重视早餐，中餐正常吃，晚餐少吃，尤其是不吃高热量食物，减少能量摄入和在体内储存。

（2）轻断食减肥法：每周选出不相邻的 2 天，每天摄入 500~600kcal 能量（女性 500kcal、男性 600kcal），大约相当于一顿早餐的热量，坚持 1~2 个月会有一定效果。

（3）用固定餐盘盛菜：按照均衡营养的膳食模式取食，容易做到饮食定量、控制体重。

早餐多吃

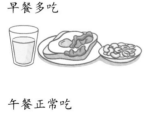

午餐正常吃

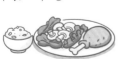

晚餐少吃

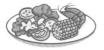

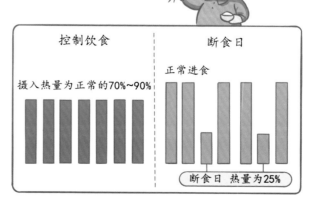

11. 高血压合并痛风还能吃肉吗

高血压患者合并痛风后，严格禁忌浓肉汤、海鲜、动物内脏和酒。痛风发作期，牛奶、鸡蛋、鸡血、鸭血、猪血等嘌呤含量低的动物性食物都可以放心食用，煮肉弃汤的瘦肉也可以少吃。

另外，海参、海蜇的嘌呤含量非常低，但因加工时用盐或明矾较多，必须彻底浸泡、清洗或涨发后才能食用。

高血压合并痛风的患者，选择动物性食物的时候可以多搭配草酸含量低的新鲜蔬菜，如冬瓜、黄瓜、西葫芦、白菜、生菜、圆白菜，食谱有低盐的鸡蛋炒西葫芦、黄瓜拌海蜇丝、冬瓜蛋皮海参汤、白菜熘鸭血等。

高血压合并痛风时吃什么

12. 吃全素食对降低血压有好处吗——素食误区

全素食是一种完全不吃禽畜肉、海鲜、蛋类、奶类及加工制品等动物性食物的饮食方式。完全素食对减少膳食饱和脂肪酸和胆固醇摄入有帮助，但容易造成蛋白质和钙、铁、锌、硒以及脂溶性维生素缺乏，对控制血压不利。

建议完全素食的高血压患者注意以下几点：

（1）每天都要吃富含优质蛋白质的黄大豆、青大豆、黑大豆或豆制品；

（2）每天适量吃蛋白质和锌含量高的原味花生、瓜子、芝麻、核桃、杏仁、松子等坚果类食物；

（3）保证膳食纤维、矿物质和维生素丰富的粗杂粮、薯类、蔬菜及适量水果的摄入，有助于控制高血压；

（4）有营养不良倾向时应及时在医生和营养师指导下选择营养补充剂。

素食误区：油脂、糖、盐过量。

素食较清淡，有些人会添加大量的油脂、糖、盐和其他调味品来烹调。例如：

"高盐值"：梅菜、酸菜、咸菜、腐乳等都是高钠食物。

"高能量"：如甜食、油条、油饼等高糖、高脂食物。

"油过量"：植物油虽然对降血脂、控血压有益，但热量过高不宜多吃。每天 25~30g 食用油，不要超量。

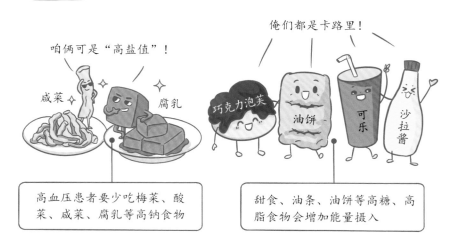

13. 高血压患者要多吃粗粮，但糙米难吃，怎么办

糙米属于全谷物，仅仅去除了稻壳，完整保留了膳食纤维、维生素和矿物质丰富的谷皮、糊粉层和胚芽，营养成分和多种有益的植物化学物保留比较多。但糙米无论做成饭还是熬成粥都不如白米好吃，怎么办？

巧方法：可以将糙米和富含可溶性膳食纤维的燕麦、大黄米、血糯米、皂角米、薯类一起熬粥或做米饭。将这些粗粮淘洗干净后再用水适当浸泡，不要倒掉泡米水，可以让米饭或粥更加滋润、黏软，营养和美味一举两得。

14. 多吃粗杂粮有利于缓解高血压患者的便秘问题吗

便秘会加重高血压。适量增加富含膳食纤维的粗杂粮，可以促进肠道蠕动，预防和缓解便秘。中国营养学会推荐成人每天摄入主食 250~400g，其中包括 50~150g 全谷物和杂豆，50~100g 薯类。

高血压患者可以将粗杂粮熬粥或打成五谷豆浆，熬煮的过程中膳食纤维充分吸水膨胀，淀粉颗粒也会充分糊化而更容易消化。保证摄入充足膳食纤维和饮用水是预防和缓解便秘的好方法。

小贴士

如果平时喝水少，粗杂粮会因为食物残渣比较粗糙干涩、肠壁不够润滑，加重便秘。

肠道肿瘤、肠梗阻、内痔等肠道占位病变导致的便秘应及时诊治，解决病因。

15. 高血压患者应该常吃哪些水果

建议高血压患者每天吃 200~350g 水果，首选富含果胶、维生素 C、花青素以及多酚类化合物的水果。

富含维生素 C 的水果，如鲜枣、猕猴桃、橙子、柚子、草莓、芒果、菠萝、木瓜等，具有抗氧化、降低血脂、增加血管弹性等作用。

富含多酚类化合物的水果，如苹果、梨、石榴、柿子、山楂、葡萄等，对增加血管弹性、抗血小板凝集、预防动脉硬化和血栓有好处。

富含花青素的水果，如红心火龙果、桑葚、蓝莓、樱桃、黑加仑等，有助于抗氧化、降低血压、保护心脑血管等。

小贴士

- 水果含有丰富的果胶。果胶属于可溶性膳食纤维，可降低血液胆固醇、增加饱腹感、改善肠道微生态、预防便秘、调节血糖。
- 水果榨汁容易导致抗氧化物和膳食纤维的损失，首选直接吃水果。

16. 哪些果蔬可以帮助高血压患者利尿

　　大多数水果和蔬菜的水分含量较多，而且含钾高、含钠低，有利尿作用，对缓解高血压浮肿有帮助，尤其是水分含量特别高的西瓜、冬瓜、黄瓜等。中国营养学会推荐，成人每天摄入 300~500g 蔬菜、200~350g 水果。蔬菜中有一半以上是深色蔬菜，水果选择不宜单一，建议种类多样。

　　烹制蔬菜时建议凉拌、制馅、急火快炒或做汤，减少加热时间，降低蔬菜中水溶性维生素和钾的损失。

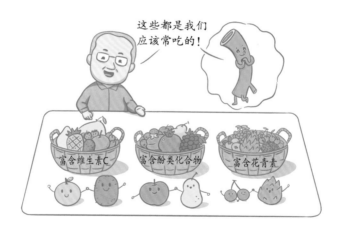

17. 有人说芹菜可以降血压，但又有人说芹菜含钠高，到底能不能吃

　　芹菜茎的钠含量高。与芹菜茎比较，芹菜叶中膳食纤维、胡萝卜素、核黄素和维生素 C 含量更丰富，但钠含量却低得多，而且芹菜素含量更高，有舒张血管、降血压的作用。

小贴士

　　尽管芹菜叶有舒张血管、降血压的作用，但不可替代降压药。

首先我们吃芹菜时不要丢掉营养价值高的嫩芹菜叶，其次在烹饪时少放一半盐，这样才能既补充了营养，又减少钠的摄入，营养又美味。

茴香、茼蒿、牛皮菜、甜菜叶都是高钠蔬菜，在烹饪时也要少放盐。

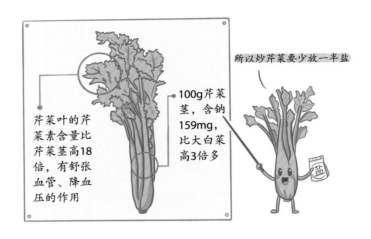

18. 吃香蕉可以预防便秘吗

有人说香蕉缓解便秘，但也有人觉得吃香蕉根本没用，这是怎么回事？

香蕉中含有不被消化和吸收的低聚果糖，有润肠通便的作用。但是，非产地（例如北方）的香蕉多是成熟度不高时采摘的，鞣酸含量高，即使人工把香蕉皮催熟了，也起不到缓解便秘的作用。而熟透的香蕉中鞣酸含量较低，润肠效果相对较好。

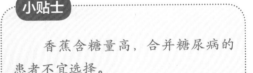

小贴士

香蕉含糖量高，合并糖尿病的患者不宜选择。

19. 豆浆也是高钙食物，可以代替牛奶吗

牛奶或豆浆都含优质蛋白和矿物质，有患者认为牛奶含有动物脂肪和胆固醇，所以选择豆浆来代替牛奶，这正确吗？

看一看牛奶和豆浆的营养素含量对比（表5），牛奶中的钙含量是豆浆的10倍。显然，牛奶是补钙的首选食物之一，豆浆无法代替牛奶补钙。豆浆是一种健康饮品，高血压患者可以用豆浆代替含盐的菜汤或肉汤。

表 5　牛奶和豆浆的能量和主要营养素（/100g）					
食物	能量 /kcal	蛋白质 /g	碳水化合物 /g	脂肪 /g	胆固醇 /mg	钙 /g
牛奶	54	3.0	3.4	3.2	1.5	104
豆浆	16	1.8	1.1	0.7	0.0	10

牛奶的胆固醇含量只有鸡蛋的 1/34，可忽略不计。牛奶的脂肪含量高于豆浆，每 100g 约含 3g。高血压合并血脂异常者，可选择脱脂牛奶。

20. 多吃花生可以降血压吗

花生蛋白质含量高，含多酚类物质和磷脂，富含膳食纤维、不饱和脂肪酸、维生素 B 族、维生素 E、钾和镁等营养素，有利于保护心血管健康。

但花生是油料种子，脂肪含量高达 44%，属于高热量食物，每天食用不建议超过 10g。高血压患者尤其不能过多食用含盐干花生、油炸花生。

21. 常听说喝茶可以降血压，高血压患者能多喝茶吗

喝茶降血压是大家常聊的话题。患高血压不吃药，靠喝茶就能控制血压是奢望，喝不好甚至还会升高血压。

绿茶、生普洱富含茶多酚，具有清除自由基、抗氧化和保护心脑血管的作用，但发酵茶中的茶多酚很少。

茶是健康饮品，但一次喝茶太多会增加血容量，对控制高血压没有好处。建议喝清茶，每天少量、多次喝茶。

浓茶中含有较多咖啡因，对神经有兴奋作用，脾气大、经常失眠、烦躁的高血压患者不宜喝浓茶。

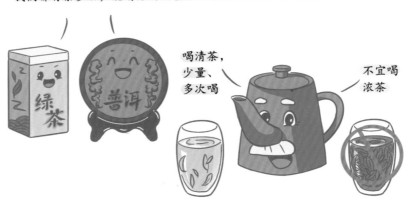

22. 高血压患者能不能喝酒

高血压患者易合并高血脂、高血糖或痛风，无一例外，都不建议喝酒。

爱喝酒的人总觉得"酒是粮食精，越喝越年轻"，或"邻居家大爷每天喝酒，都90岁了身体还倍儿棒"。这是个例，不具有普遍代表性。

喝3两高度白酒（酒精含量60g），半小时到1小时因血管放松，血压有下降的趋势，但5~6小时之后血压就开始上升，8~10小时血压明显升高，与喝酒前相比，这个变化犹如"驼峰"一样差别巨大，这对高血压患者非常不利！尤其是高血压合并高血糖患者，血压、血糖容易出现剧烈波动，心肌梗死和脑梗死的风险大大增加。

有些患者总以为自己有降压药"保驾"就可以放心喝酒了，事实上，酒精会明显影响药物的吸收、分布和药效。应酬中，高血压患者即使喝低度的红酒或啤酒，也不会比喝清茶、豆浆更好。

越是高度白酒，热量越高，再加上饭菜的热量，人体摄入的能量特别容易超标，"将军肚"就越来越大！

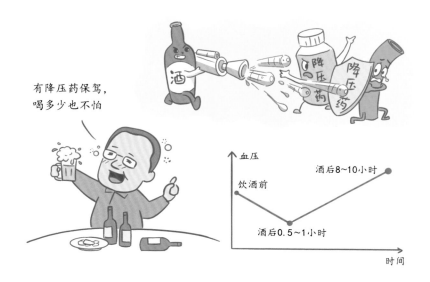

23. 高血压患者的每日健康食谱举例

　　高血压患者常常伴有不同的危险因素或合并不同疾病，因此营养摄入标准也各不相同，营养专家为不同的患者量身推荐健康食谱。高血压合并肥胖、血脂异常者的食谱举例见附录 7，高血压合并缺血性脑卒中患者的食谱举例见附录 8，高血压合并慢性肾病患者的低蛋白食谱举例见附录 9，高血压合并糖尿病患者的食谱举例见附录 10，高血压合并痛风患者的食谱举例见附录 11。

二、适量运动
——运动学家告诉您怎么运动才能安全降血压

1. 高血压患者的运动秘籍

    大众锻炼，大道至简。积极规律的运动可以降低高血压患病风险，增强体质和健康水平。高血压患者的运动秘籍：科学健身"三个三"。

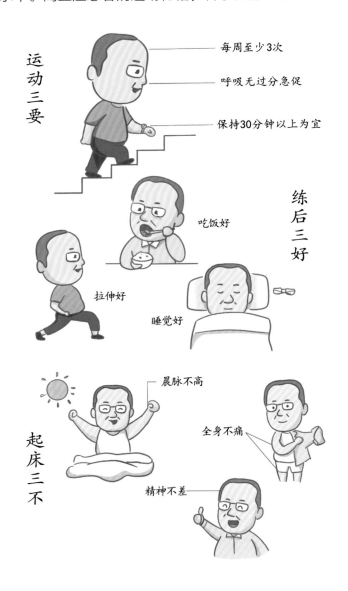

运动三要　每周至少3次　呼吸无过分急促　保持30分钟以上为宜

练后三好　吃饭好　拉伸好　睡觉好

起床三不　晨脉不高　全身不痛　精神不差

（1）运动三要

要有一定强度：呼吸无过分急促为宜；

要有一定时间：保持 30 分钟以上为宜；

要有一定频次：每周 3 次以上为宜。

（2）练后三好

放松好：运动后拉伸、放松要保证；

吃得好：膳食合理、营养补充要均衡；

睡得好：休息、睡眠要充分。

（3）起床三不

晨脉不高：第二天起床时安静心跳不高于平常；

全身不痛：起床后肌肉关节没有明显疼痛和发僵；

精神不差：起床后无倦怠感、精神饱满、神清气爽。

2. 高血压患者什么时间运动较好

高血压患者一天中血压最高的两个时间段是早晨 6：00—10：00 和下午 16：00—18：00。尤其是清晨的时候，不建议高血压患者进行户外剧烈运动，比如跑步、游泳，有可能会造成心脑血管意外的发生。正常情况下，从生理学的角度提倡下午 16：00 左右运动锻炼，最佳运动时间是晚饭后 1~2 小时，这个时间段血压比较稳定。

3. 高血压患者吃药前运动好还是吃药后运动好

运动后不宜立刻服降压药，一般建议服药后 1 小时左右进行运动为佳。

4. 常见的运动形式有哪些

高血压患者应遵循适量运动、循序渐进的原则。适宜的运动方式包括有氧运动、力量练习、柔韧性练习、综合功能练习。

（1）有氧运动：常见运动形式有快走、慢跑、骑自行车、跳秧歌舞、做广播体操和有氧健身操、登山、爬楼梯。建议每周 3~5 天、每天累计 30~60 分钟中等强度的有氧运动。最好坚持每天都运动。

登山、爬楼梯虽然有利于心脑血管健康，但对膝关节的影响较大，需综合考量，老年人尤其要注意。

有氧运动：每周3～5天、每天累计30～60分钟

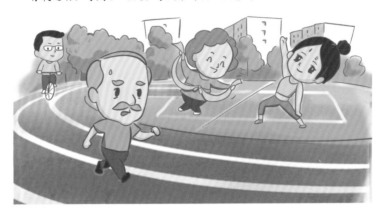

（2）力量练习：生活中的推、拉、拽、举、压等动作都是力量练习的方式。

建议每周进行 2~3 次力量练习，两次练习间隔 2 天以上。可采用多种运动方式和器械设备，如俯卧撑、哑铃等，针对每一个主要肌群进行 2~3 组力量练习，每组力量练习以重复 10~15 次为宜。运动前需要热身，以免拉伤肌肉。

不推荐老年人进行力量型运动，要量力而行。

力量练习：每周2~3次，每个主要肌群2~3组，
每组重复10~15次

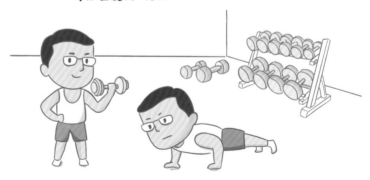

（3）柔韧性练习：伸展、牵伸等练习能够增大关节活动的范围，如压腿、运动健身器械上的牵拉等。建议每周进行 2~3 次柔韧性练习。做柔韧性练习时，每次拉伸达到拉紧或轻微不适状态时应保持 10~30 秒；每一个部位的拉伸可以重复 2~4 次，累计 60 秒。

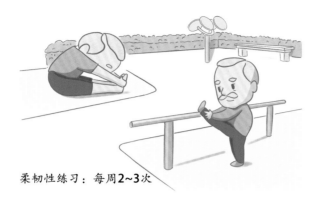

柔韧性练习：每周2~3次

（4）综合功能练习：也叫神经肌肉控制练习，包括平衡、协调、步态和本体感觉等控制技能的练习，对老年人尤为重要。例如闭眼单脚站、太极拳、舞蹈等。建议与有氧运动结合，每周 2~3 次，每次 20~30 分钟。

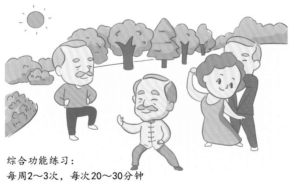

综合功能练习：
每周2~3次，每次20~30分钟

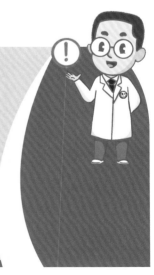

医生提示：

- 循序渐进：目前没有规律运动的健康人，从小强度的运动开始，每次运动时间 5~10 分钟，循序渐进逐步过渡到中等强度运动，每次运动时间 ≤ 30 分钟。需注意，运动强度和运动量不是越大越好。
- 避免肌肉骨骼损伤：运动前须热身，运动后须进行整理和拉伸活动，以及遵循循序渐进、因人而宜的原则均可有效避免肌肉骨骼损伤。

5. 如何判断运动强度够不够

（1）可以根据心率来衡量运动的强度，一般最大心率（220- 年龄）的75%~80% 即可。中老年人和体弱的高血压患者建议运动时安全强度的心率为：安静心率+（30~40）次/分（可以上下浮动）±10 次/分。

（2）用自身感觉来简单判断运动强度。

小贴士

血压不平稳、波动较大时，需要暂停运动。

（3）还可通过以下几点判断：运动后睡眠良好、第二日晨起的脉搏基本恢复到平日水平、无明显疲劳感觉、情绪正常或者更好。

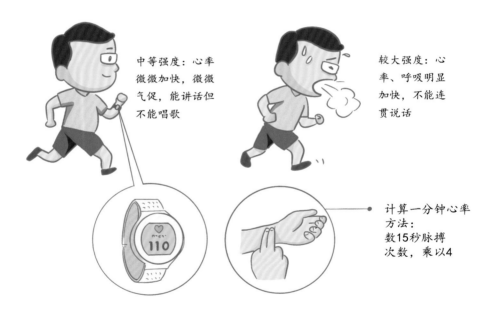

中等强度：心率微微加快，微微气促，能讲话但不能唱歌

较大强度：心率、呼吸明显加快，不能连贯说话

计算一分钟心率方法：数15秒脉搏次数，乘以4

6. 不能忽视的"热身运动"和"冷身运动"

运动前一定先做热身运动 5~10 分钟，对脚腕、膝盖、胯部、腰背、四肢进行拉伸，能够很好地避免韧带和肌肉等软组织损伤。

运动结束后要让身体逐渐放松，需要做拉伸动作，至少 10 分钟，我们可以叫"冷身运动"。运动结束后不做拉伸运动或直接停下休息，容易造成血压降低，出现脑部暂时性缺血，表现为心慌气短、头晕眼花。

7. 适合轻度高血压患者的运动有哪些

轻度高血压指收缩压（高压）140~159mmHg 和 / 或舒张压（低压）90~99mmHg。改变不良生活习惯和定期服用降压药物后，患者进行正常的运动是可以的，如打球、登山和游泳等。

8. 适合中度高血压患者的运动有哪些

中度高血压指收缩压 160~179mmHg 和 / 或舒张压 100~109mmHg。对此类患者，降压是第一位的，如血压控制不好就会引起并发症，特别是脑卒中、心绞痛、心肌梗死等疾病；待情况稳定后可以进行一些低强度活动，如慢跑、打台球、打保龄球等。

9. 适合重度高血压患者的运动有哪些

重度高血压指收缩压≥180mmHg 和 / 或舒张压≥110mmHg。这部分患者的心脏负担较重，血管也相对脆弱，大运动量有可能发生危险，即使慢跑都很危险，因此重度高血压患者最好暂时不运动。

10. 高血压患者在运动中不宜做的"高危动作"

（1）憋气动作：高血压患者运动时，要避免做憋气动作，如举重、拔河、引体向上等。憋气时，血压升高，容易导致突发心脑血管急症。

（2）迅速低头弯腰动作：当人迅速低头弯腰的时候，大量血液会突然流向脑部，造成脑部血压爆发式增高，如果脑血管弹性较差，可能会造成脑出血。

高血压患者高危动作

（3）下蹲起立动作：下蹲时会压迫腹部，不能进行足够深的呼吸，导致血液中氧气含量不足。如果下蹲后起立的速度较快，会使脑部的供血突然减少导致跌倒，容易诱发脑梗死。

11. 老年高血压患者运动时需要注意什么

老年高血压患者运动前要先监测血压，如果血压在180/110mmHg以上，则不建议进行运动，防止发生脑出血等并发症。

如果血压在180/110mmHg以下，应先服用降压药物之后再进行运动。运动时不要进行剧烈的体力活动，应以打太极拳、散步、慢跑为主要的运动方式。同时要注意有无头痛、头晕、心悸、胸闷、心绞痛等症状，如果有上述症状，应立即停止运动。

12. 把血压控制好之后，高血压患者可以做剧烈运动吗，会不会有危险

高血压患者是否能做剧烈运动，要分情况对待。通常来说，中青年患者多数为单纯的低压升高，经过药物控制血压正常了，可以进行一些剧烈运动，如快跑、篮球、足球等。

老年人多为单纯的高压升高或高压、低压都升高，不建议剧烈运动。

有动脉粥样硬化的高血压患者，无论年龄和血压水平，都应避免剧烈运动。

13. 高血压患者在运动中如何预防与处理急性心肌梗死

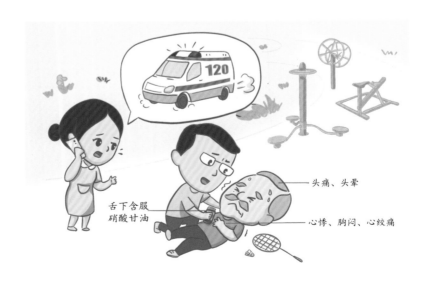

　　症状识别：出现头痛、头晕、心悸、胸闷、心绞痛等心脏病发作的征兆，立即停止正在进行的任何事情，坐下或平躺。

　　处理措施：①如不适症状在 1~2 分钟没有缓解，如有硝酸甘油，舌下含服一片；如不适症状在 3~5 分钟没有缓解，或有加重，舌下再含服 1 片硝酸甘油，继续等待 5 分钟，必要时再含服 1 片。②马上呼救，让他人帮助拨打急救电话，紧急转运到最近医院急诊中心，不可自己驾车前往医院。

14. 高血压合并糖尿病患者的常见运动风险及预防

　　低血糖是糖尿病患者运动时面临的最严重问题。运动后可能会发生急性血糖下降，即使在高血糖阶段，也会导致患者出现低血糖症状，包括颤抖、虚弱、异常出汗、焦虑、口和手发麻。神经性低血糖症状包括头痛、视力障碍、反应迟钝、遗忘、昏迷。需要注意的是，低血糖可能会在运动后 12 小时出现。

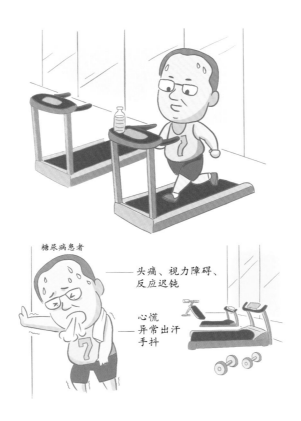

预防与指导：

①运动过晚会加重夜晚低血糖发生的风险，应当避免过晚运动。②运动时携带一些糖。③在餐后 1~2 小时进行运动，避免胰岛素作用处于高峰期时进行运动。④一些药物会掩盖或加重运动后的低血糖反应，如 β 受体阻滞剂、华法林、钙通道阻滞剂、利尿剂等。

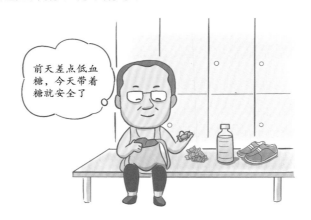

15. 高血压患者外出旅行时需要带些什么

高血压患者一定要在血压稳定的情况下再选择出行，并且在出发前做好充分的准备。如在旅途中有任何不适，应及时处理或前往当地医院治疗。

下列患者不适宜参加旅游：重度高血压或已有严重并发症患者、中重度心功能不全者、频繁发作心绞痛者、血压波动大者、有严重心律失常者等。

高血压患者外出旅行的必备清单：

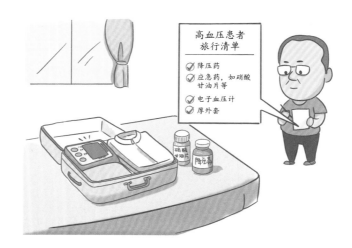

三、保持心理平衡
——高血压患者的心理指导

1. 高质量睡眠是稳定血压的一剂良药

　　无论在生活中，还是在影视剧里，经常有这样的场景：一个人起床后摸着头说："今天血压有点高"，听者多数情况下会问："是不是昨晚没睡好？"。

　　正常情况下，人体夜间的血压低于日间水平。但睡眠不足或睡眠质量差，交感神经异常兴奋，造成失眠、多梦、早醒，导致夜间血压升高，继而导致白天困倦，影响一整天的血压。血压异常波动又会反过来影响睡眠质量，形成恶性循环。

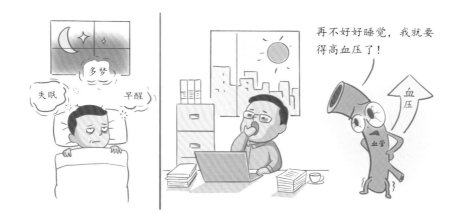

2. 精神紧张惹出来的高血压

　　对高血压发生影响最大的三类生活事件为：持续紧张的工作或学习并伴有负性情绪、人际关系不协调、亲人遭遇事故或意外死亡。

　　七情六欲，人皆有之。但是情志波动过于剧烈，过于持久，超过了常规，如愤怒、悲伤、忧思、焦虑、恐惧等不良情绪压抑在心中，不能充分宣泄，会对血压产生不良影响，开始是精神紧张状态下的阵发性血压升高，经过数月乃至数年的血压反复波动，可能最终导致持续性高血压。

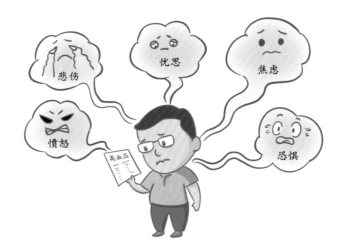

　　临床常见表现：有的人在门诊量血压很高，但家庭血压监测正常；有的人家庭血压监测波动很大，甚至无规律可循；有的人常常在每天下午或晚上定时出现血压升高，极有规律；有的人每隔一段时间血压便会出现明显波动。其实这类高血压患者中有不少人处于对精神、压力的高反应性状态。

3. 高血压合并心理障碍时会加重高血压吗

　　会。高血压合并焦虑，常见表现为胸痛、胸闷、气急、心动过速伴肢体发麻、出汗、发抖、头晕、恶心、失眠等。高血压合并抑郁，常见表现为疲劳、精力减退、失眠伴胸闷、气急，甚至有绝望感。

　　这些心理障碍表现出来的负性情绪很容易加重高血压的症状。

4. 高血压患者合并焦虑、抑郁症状时可以进行药物治疗吗

　　高血压伴焦虑、抑郁症状的患者在心内科医生与精神科医生指导下，可联合应用抗高血压和抗焦虑、抗抑郁药物治疗，躯体疾病与心理疾病同诊共治。心理咨询是减轻心理压力的科学方法，高血压患者必要时可进行心理咨询。

5. 精神紧张和压力会影响药物疗效吗

会。这样的情况比较多见，外界因素包括职业、经济、劳动种类、文化程度、人际关系等，都可以通过精神和心理因素影响血压。比如职业因素，注意力持续性高度集中、体力活动较少的职业人群，高血压的患病率高。这些精神压力、焦虑心理等都可以直接影响降压药疗效。

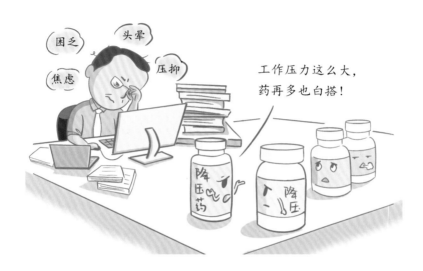

6. 防患于未然——心理指导"口诀"

牢记自己才是自身健康的第一责任人，高血压患者的心理指导"口诀"：**凡事想开点，保持平和心态，定期复诊，平平安安就是福。**

7. "5125：我要爱我"——高血压患者的减压妙法

树立"5125"健康生活理念，谐音"我要爱我"，即每天给自己留5分钟思想放空（发呆）时间，每天运动1小时、掌握1项运动技巧和加入1个运动社群等，每天摄入12种、每周摄入25种以上食物。

"5125——我要爱我"：高血压患者的减压妙法

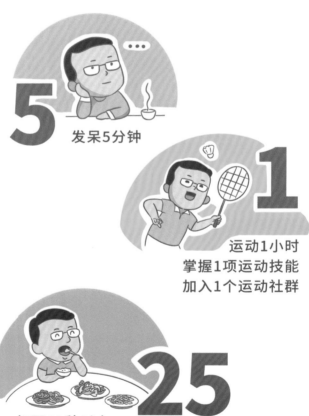

8. 情绪容易紧张怎么办？ "放松" ——紧张心理舒缓法

深呼吸放松训练： 保持站姿或坐姿，注意力集中在腹部肚脐下方，用鼻孔慢慢吸气，想象空气从口腔沿着气管逐渐抵达腹部，腹部随着吸气不断增加、慢慢地鼓起来，吸足气后稍微停顿 2~3 秒；呼气时，想象空气逐渐从口腔或鼻腔缓慢、平稳流出而非突然呼出。反复重复上述步骤，每次 3~5 分钟。坚持每天练习 3~5 次，开始时可以每次练习 1~2 分钟，逐渐增加至 3~5 分钟。熟练后每次可以增加到 10~15 分钟，每天早、晚各 1 次。

渐进性肌肉放松训练： 从头部到脚部依次体验身体各部分肌肉紧张和松弛的感觉差异，循序渐进训练全身放松，直至能自如地放松全身肌肉，达到全身心放松效果。

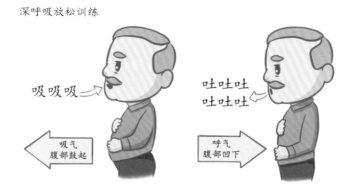

深呼吸放松训练

吸吸吸

吐吐吐
吐吐吐

吸气
腹部鼓起

呼气
腹部凹下

9. "塞翁失马，焉知非福" ——生活乐观情绪法

学会从不同角度观察和思考：很多从表面上看是引人生气或悲伤的事件，如果换个角度看，可能会有不一样的收获，"塞翁失马，焉知非福"，发现和挖掘生活中积极正面的意义，全面提升心身健康。

增加愉快生活体验：多回忆正面的、愉快的生活体验，有助于克服不良情绪状态。寻找适合自己的心理调适方法，旅行、运动、找朋友倾诉、养宠物等。

培养幽默感，有助于适应社会，面对压力和应激。

四、戒烟干预

1. 高血压患者戒烟，可以降血压吗

　　吸烟肯定有害健康，高血压患者吸烟对血压控制不利。高血压患者在"吞云吐雾"时，会加速动脉硬化，脑卒中、冠心病的发病风险大幅升高。戒烟并不是为了降血压，而是为了防止高血压并发症的恶化，降低心脑血管事件的发生概率。

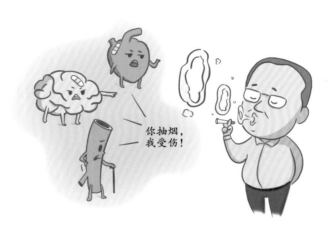

2. 高血压患者如何戒烟

　　长期吸烟，会对烟草产生高度依赖性。吸烟者可以根据烟草依赖程度评估量表（表6）为自己打分。对烟草依赖程度低的患者，可凭毅力戒烟。对烟草依赖程度高的患者，突然戒烟常可出现戒断相关症状，如焦虑、抑郁、头痛等，此时可主动寻求戒烟门诊医生的帮助，给予药物辅助戒烟。

　　推荐3类一线临床戒烟用药，包括尼古丁替代疗法类药物、盐酸安非他酮缓释片和酒石酸伐尼克兰片。心血管疾病患者单独或联合使用上述3类药物的疗效和安全性均较好。

表6 Fagerström 烟草依赖（尼古丁依赖）评估量表				
评估内容	0分	1分	2分	3分
您早晨醒来后多长时间吸第一支烟?	>60 分钟	31~60 分钟	6~30 分钟	≤ 5 分钟
您是否在许多禁烟场所很难控制吸烟?	否	是		
您认为哪一支烟您最不愿意放弃?	其他时间	早晨第一支		
您每天抽多少支卷烟?	≤ 10 支	11~20 支	21~30 支	>30 支
您早晨醒来后第 1 个小时是否比其他时间吸烟多?	否	是		
您卧病在床时仍旧吸烟吗?	否	是		

0~3 分，为轻度烟草依赖；4~6 分，为中度烟草依赖；≥7 分，为重度烟草依赖

第四章

战而胜之
——高血压的药物治疗

高血压是心脑血管疾病主要的危险因素之一，降压治疗的最终目的是降低心脑血管事件发生风险。良药虽苦口，对症才有效。知晓高血压服药的常见误区，才能有效控制血压。

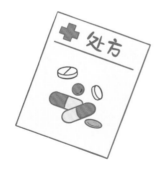

1. 血压高，但是没感觉，需要吃药吗

需要。高血压是"无声杀手"。虽然无明显临床症状，但如果不加以控制，高血压进展，可导致心脏、肾脏、大脑、眼底等靶器官受损，甚至出现脑卒中、心肌梗死、心力衰竭等严重并发症。早期诊断、早期遵医嘱规律治疗十分必要！

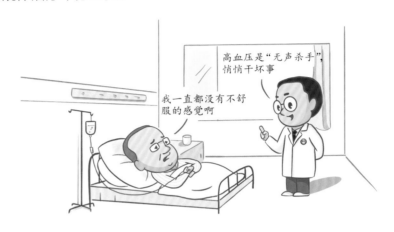

2. 血压高，但我很注重生活方式干预，需要吃药吗

减轻体重、运动、低盐低脂低糖饮食等生活方式干预能够降低血压，但是如果改善生活方式一段时间后血压仍然不能完全达标，还是需要服用降压药物，保证血压尽快达标，减轻高血压对心脏、大脑、肾脏、眼等靶器官的损伤。

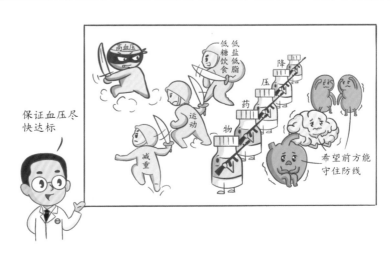

部分患者在用药过程中，血压长期保持在理想水平（120/80mmHg 以下），可以遵医嘱逐渐减量。

3. 降压药不能随便吃，吃了就断不了

降压药不是成瘾性药物，没有依赖，可随时停药。但是，高血压是终身性疾病，除可通过生活方式干预控制血压的人群外，其他患者都需要终身用药控制，一旦随意停药，血压会重新升高。一定遵医嘱调药！

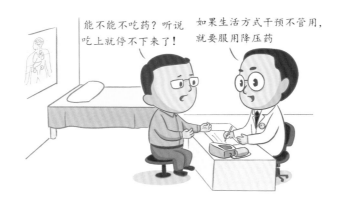

4. 选择长效降压药，还是短效降压药

降压治疗的目的是长效、平稳降压！血压忽高忽低危害大，强调 24 小时平稳降压！长期用药推荐一天一服的长效降压药物！长效降压药的起效较缓，药效持续且稳定，可维持 24 小时，一般每天早晨服用 1 次，有助于预防清晨血压升高所致的猝死、脑卒中或心脏病发作。

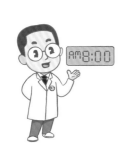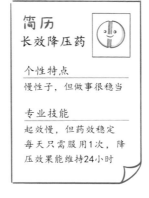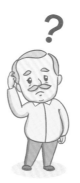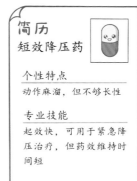

短效降压药起效快，可用于紧急降压治疗。但药效维持时间短，只能维持几个小时，药效过后血压回升，若漏服容易造成血压波动，产生不良预后。

5. 降压越快越好，血压越低越好吗

不是。降压需要缓慢、平稳、长效。血压过高或过低，并发症和死亡率都会增加。血压过低，容易造成大脑供血不足，导致头晕、乏力。

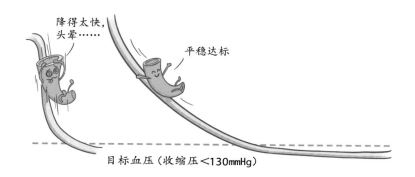

6. 血压高吃药，血压正常就停药吗

用药后的血压正常，是药物作用的结果，而不是"痊愈"。如果不规律用药，会大幅增加血压波动性，而心肌梗死、脑卒中等不良事件往往在血压反复波动时发生。一定要遵循医嘱调药！

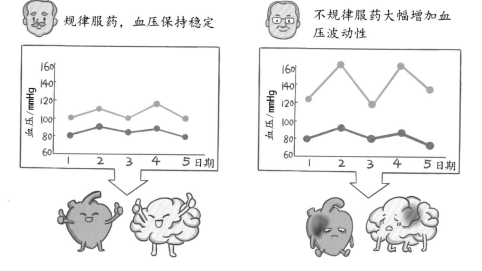

7. 夏天血压低，可以停药吗

　　血压有季节节律，夏天血压通常低于冬天。如果夏天出现乏力、头晕等血压偏低的症状，可在医生指导下调整剂量。比如之前是服用两种降压药物，可以将一种药减半；如果病情需要，还可以将两种降压药都改成半片，这样小剂量的联合用药对稳定血压可能效果更好；如果只服一种降压药，则可以考虑改用半片。一定要遵循医嘱调药！

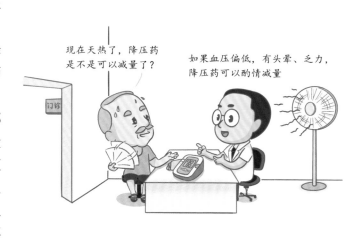

8. 吃了降压药就安全了，不需要监测血压

　　定期监测血压才能知道降压药的长期治疗效果！建议居家早、晚各测量血压 2~3 次，每次间隔 1 分钟。血压未控制时，每 2~4 周诊室随访；血压控制后，可以每 3 个月诊室随访。

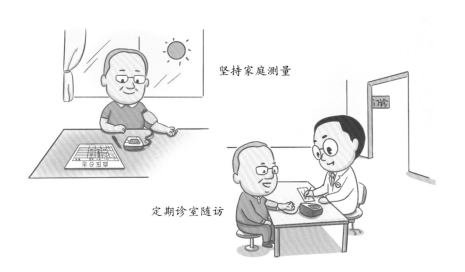

9. 常用的降压药物有哪些

目前，常用的一线降压药物有五大类，即利尿剂、钙通道阻滞剂（CCB）、血管紧张素转化酶抑制剂（ACEI）、血管紧张素 II 受体拮抗剂（ARB）、β 受体阻滞剂。常用降压药物见附录 14。

严格来讲，没有专门用于降低收缩压或舒张压的药物。

对以舒张压增高为主的中青年高血压患者，ACEI 或 ARB 类降压药可优先考虑选用；若年轻高血压患者不能耐受 ACEI 或 ARB，或伴有心率快，可考虑选用 β 受体阻滞剂，但需注意其对男性性功能的影响。

对收缩压增高的老年高血压患者，优先选择 CCB 类药物，如血压控制不佳，可考虑联合使用 ACEI 或 ARB 类、利尿剂等药物。

10. 用了好几种药血压还是降不下来怎么办

经常会有患者抱怨，为什么别人服用的降压药效果很好，可我自己吃的药却不好使呢？用了好几种药血压还是降不下来怎么办？应当注意以下方面：

（1）纠正不健康生活方式：控制钠盐摄入、控制体重、合理膳食、均衡营养。

（2）合理使用降压药：诊断高血压后，在医生指导下进行心脏、大脑、肾脏等检查和评估，制定合理用药方案。

（3）遵医嘱，规律服药治疗，不能漏服、少服和自行停药。

（4）排除药物、食物干扰：比如环孢素、促红细胞生成素、糖皮质激素、非甾体类抗炎药、抗抑郁药、口服避孕药、可卡因及某些中药（如甘草、麻黄）等，如必须使用应减至最低剂量。

（5）通过上述方法仍不能有效控制血压，应到高血压专科进一步明确病因。

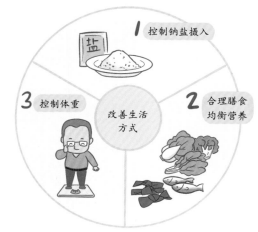

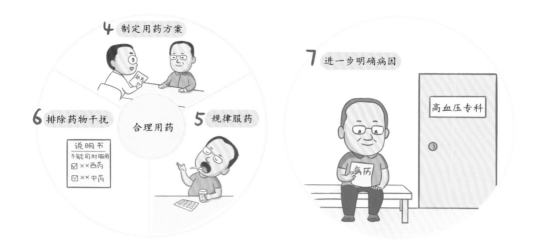

11. 一直吃降压药，会不会变成低血压

长期吃降压药，不会变成低血压。低血压是指血压低于 90/60mmHg。降压药虽然能降低血压，但降压幅度是有限的。通常情况，当血压越高时，药物对血压的降低作用越明显，降压幅度越大。服药 2~4 周后，血压控制稳定了，此时血压已经正常或者接近正常时，药物对血压的影响就会变小，并不会让血压一直下降，更不会造成低血压。

12. "高压不高，但低压却高了"需要治疗吗

单纯舒张期高血压是指收缩压 <140mmHg，但舒张压≥90mmHg，也就是 "高压不高，但低压却高了"。常见于 35~49 岁的中青年，大多数由

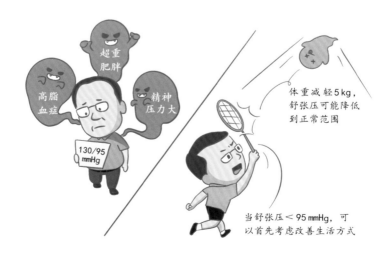

于超重、肥胖、精神压力大、高脂血症等原因导致。若不及时治疗，同样会发生脑卒中、心肌梗死、心力衰竭和肾脏疾病等，因此应在医生指导下尽早开始治疗。

舒张压 <95mmHg，可以首先考虑采用非药物治疗，改善生活方式。

非药物治疗 3 个月后血压仍不能控制在 140/90mmHg 以下时，应服降压药物。

单纯收缩期高血压是指收缩压≥140mmHg，但舒张压 <90mmHg。单纯收缩压增高主要见于老年患者。临床观察发现，随着年龄增长而出现的单纯收缩压增高，更难控制，更易发生脑卒中、心肌梗死。

13. 单纯高血压患者的血压应该控制在什么水平

一般来说，仅有血压升高（≥140/90mmHg）但未合并心脏、大脑、肾脏等损害的患者，为单纯高血压患者，血压应控制在 140/90mmHg 以下，能耐受者可进一步降至 130/80mmHg 以下。

14. 高血压合并心脏病患者的血压控制在什么水平

高血压合并冠心病患者：血压控制在 130/80mmHg 以下，注意舒张压不宜降至 70mmHg 以下。

高血压合并心力衰竭患者：血压控制在 130/80mmHg 以下。

高血压合并心房颤动患者：血压控制在 130/80mmHg 以下。

15. 高血压合并糖尿病患者的血压控制在什么水平

高血压合并糖尿病患者：血压控制在 130/80mmHg 以下。

如果是老年人，或者同时合并严重冠心病的患者，采取更宽松的血压控制水平，控制在 140/90mmHg 以下。

16. 高血压合并肾脏病患者的血压控制在什么水平

高血压合并慢性肾脏病患者：血压控制在 30/80mmHg 以下。

80 岁及以上的老年慢性肾脏病患者，宜采取更宽松的血压控制水平，控制在 140/90mmHg 以下。

17. 高血压合并脑血管疾病患者的血压控制在什么水平

高血压合并缺血性脑卒中患者：血压控制在 140/90mmHg 以下，但合并已知严重颅内外大动脉狭窄的患者，血压的管控不宜过于严格。

高血压合并脑出血恢复期患者：血压控制在 130/80mmHg 以下。

18. 血压降不下来，应警惕继发性高血压

血压高了，大部分人的第一反应是赶紧吃药降血压，但对于由某些疾病引起的继发性高血压，光吃降压药，并不能有效控制高血压。这类患者最重要的是找到病因所在，及时诊治原发疾病才能控制住血压。

新诊断的高血压患者应该进行常见继发性高血压的筛查，必要时建议到高血压专科就诊。以下几种情况应警惕继发性高血压：

- 发病年龄 <40 岁的 2 级高血压（>160/90mmHg）。
- 儿童、青少年（<18 岁）出现高血压（>120/80mmHg）。
- 高血压伴有自发或利尿剂引起的低钾血症。
- 夜尿增多、血尿、泡沫尿或有肾脏疾病史。
- 阵发性高血压，发作时伴头痛、心悸、皮肤苍白及多汗等。
- 双侧上肢血压相差 20mmHg 以上，股动脉等搏动减弱或不能触及。
- 降压效果差，不易控制。
- 夜间睡眠时打鼾并出现呼吸暂停。
- 长期口服避孕药及糖皮质激素等药物者。
- 长期血压稳定者突然出现急性恶化性高血压。

19. 警惕睡觉打呼噜引起的高血压

睡觉打呼噜是睡眠呼吸暂停低通气综合征（OSAHS）的一个症状，这类患者常伴肥胖、高脂血症，夜间鼾声如雷，晨起后头晕、头痛，白天疲倦、打瞌睡，很容易发生高血压。建议通过监测睡眠明确诊断。

睡觉打呼噜引起的高血压要积极干预，病根是打呼噜引起的大脑缺氧，因此治疗打呼噜是根本问题。OSAHS 诊断明确后，一般采取正压通气的方法纠正低通气状态，如戴氧气面罩、夜间睡眠时使用无创呼吸机等，同时通过运动减轻体重。建议侧卧位睡觉，减轻呼吸道梗阻。

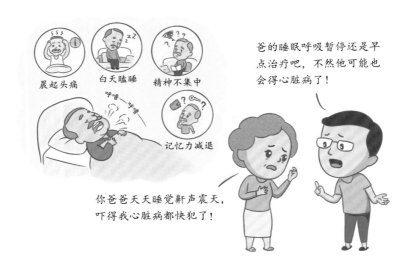

20. 肾上腺结节与高血压

近年来随着健康体检的普及，尤其是腹部 CT 的检查越做越多，往往顺便就发现了"肾上腺结节"，人们拿到报告往往会紧张。发现肾上腺结节后，建议前往正规医院高血压专科进行肾上腺分泌激素检测。

如果是有功能的肾上腺结节，可以出现高血压、低血钾、糖尿病等临床症状。结节分泌的激素不同，治疗有很大区别，因此应在明确肾上腺结节病变性质后，再进行结节切除手术。直径小于 2cm 的无功能性结节可以不用治疗，每年复查一次肾上腺 CT，观察结节变化情况。如果无功能结节超过 3~4cm 也可考虑切除。

21. 甲状腺疾病与高血压

甲状腺主要分泌甲状腺素，如果分泌过多，会出现甲状腺功能亢进，即甲亢，导致心脏收缩力增强，心脏射血量增加，激活交感神经，刺激体内的肾素 - 血管紧张素 - 醛固酮系统，引起高血压。根治甲亢后，与之相关的高血压症状会逐渐好转。

除甲亢外，如果甲状腺素分泌减少，发生甲减时也会引起血压升高。

22. 中医药对治疗高血压有用吗

中医药在血压管理中独具特色，根据患者的临床证候以及年龄、性别、病程、并发症、地域等多因素进行综合诊治。中医药治疗高血压可配合降压药使用，在减少降压药用量、增强疗效与血压稳定性等方面有效果。中医治病非常关注个人的感受，重视对症状体征的观察和询问，其治疗高血压的重点和优势为：缓解临床症状、提高生活质量、防止血压较大幅度波动、预防靶器官损害、减少并发症等。

23. 中医治疗高血压有哪些方法

中医治疗高血压的方法多样，有中药、针灸推拿、运动疗法、气功疗法、心理疗法、音乐疗法、饮食疗法等，其中中药治疗是基础，其他疗法为辅助，但都需要在专业医生的指导下进行。

24. 听说别人高血压吃中药血压控制得很好，我可以按他的药方吃药吗

中医的两大特点是整体观念和辨证论治，与个人体质的内涵、种类有密不可分的关系。每个人的体质各不相同，不能因为别人的药方有疗效就轻易拿来尝试，很可能适得其反。目前中医对于体质分型的主要根据是阴、阳、气、血、燥、湿的有余与不足理论。临床上为了配合辨证治疗，也有将体质区分为寒性体质与热性体质、实性体质与虚性体质，如想寻求更为详细的中医治疗方案，请及时寻求中医科专业医生的帮助。

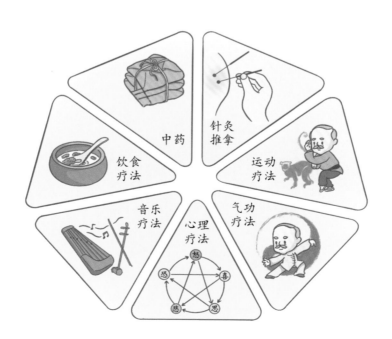

第五章

特殊人群高血压的
血压管理

高血压有自己的特殊人群，例如儿童青少年高血压、妊娠期高血压以及 65 岁及以上老年人高血压，心脑血管系统危险水平不同，血压控制目标与降压药物选择亦有所不同。因此，对待特殊人群高血压，何时启动降压治疗？降压目标值是多少？应根据年龄、身体状态、血压水平、靶器官损害以及合并疾病等情况综合确定。只有做到量体裁衣，才可以在高血压恢复正常的路上步步为营，并取得最终胜利。

一、老年人高血压

1. 老年人测量血压应注意什么

老年人容易发生直立性低血压，也就是卧位时血压高，由卧位突然站起来后血压降低，导致脑供血不足，出现头晕、眼花甚至晕倒等症状。

因此，老年人在测量血压时，应测量卧立位血压，即在卧位休息5分钟后测量血压，然后缓慢站起来后1分钟和3分钟时再次测量血压。

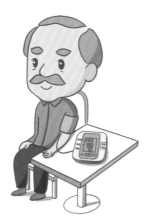

老年人高血压的5大特点

1 收缩压高，脉压增大
2 血压波动大
3 容易发生直立性低血压和
  餐后低血压
4 并发症多且严重
5 假性高血压

2. 老年人高血压的5大特点

我国60岁及以上的人群中，每10个人当中就有6个患高血压。老年人常常患有动脉硬化，血管弹性差等问题，因此老年人高血压有5大特点：

（1）收缩压高（≥140mmHg）而舒张压不高（<90mmHg），脉压增大。老年人收缩压越高，脉压越大，发生脑卒中和冠心病的危险越大。

（2）血压波动大。老年人容易受环境改变的影响，产生应激反应，使诊室测量血压远高于家庭自测血压；容易发生"清晨高血压""夜间低血压"或"夜间高血压"，影响治疗效果，发生脑卒中和冠心病的风险大。

（3）容易发生直立性低血压和餐后低血压。

（4）并发症多且严重。多种疾病并存，例如"三高"：高血压、高血糖、高血脂，以及心脏疾病（冠心病、心律失常、心力衰竭等）。用药种类和数量多，易发生药物之间的相互作用，出现药物不良反应。

（5）假性高血压。假性高血压是指用普通袖带测压法所测血压值高于经动脉穿刺直接测的血压值。多见于老年人及尿毒症、糖尿病、严重动脉硬化患者。当高血压患者出现降压药物治疗无效及长期高血压或严重高血压而无靶器官损害时，要高度怀疑假性高血压。

3. 饭后头晕心慌，警惕"餐后低血压"

有些老年患者一吃完饭就头晕、乏力、心慌，量血压还特别低，就迷惑了，"明明有高血压，怎么吃完饭血压就低了，这怎么办？是不是不用吃降压药了？"

餐后低血压是老年高血压患者容易发生的情况，患病率达36%~70%。一日三餐中，早餐后出现餐后低血压的概率最大，多发生于餐后1~2小时。餐前血压越高的患者，餐后发生低血压的风险越大，血压下降幅度也越大。

小贴士

警惕餐后低血压

- 餐后2小时内收缩压比餐前下降20mmHg以上；或者餐前收缩压≥100mmHg，而餐后<90mmHg；
- 餐后血压下降未达上述标准，但出现心脑血管缺血症状者。

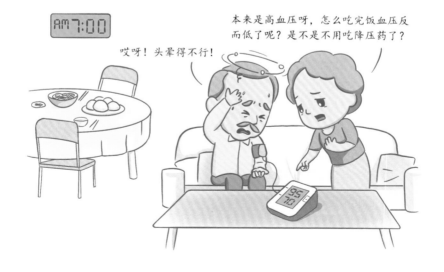

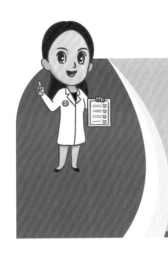

医生提示：

- 做好血压监测，预防为主，及时就医，适当调整药物。
- 少食多餐，餐前饮水，减少糖类摄入。
- 避免或减少吃饭时饮酒。
- 餐后适当休息，避免立即过量运动。
- 避免饭前服用降压药。

4. 老年高血压患者的血压控制在什么水平

65~79 岁的高血压患者，血压高于 150/90mmHg 时，应当服降压药，把血压控制在 140/90mmHg 以下。如果收缩压控制在 130mmHg 以下时耐受良好，可继续治疗，长期稳定在 130mmHg 以下。

80 岁及以上的高血压患者，收缩压高于 160mmHg 时，应当服降压药，把血压控制在 140/90mmHg 以下。衰弱的高龄老年人应注意监测血压，降压速度不宜过快，降压水平不宜过低。

5. 老年高血压患者警惕 9 个危险时刻

（1）气温骤降时：每当寒流过境、天气降温之时，便是脑卒中的多发之日。因此在冬、春季节，高血压患者要做好防寒保暖。

（2）贪烟嗜酒时：大量吸烟与饮酒是导致脑卒中的重要原因，尤其对患高血压、动脉粥样硬化的老年人，极为危险。

（3）情绪波动大时：人在愤怒、悲伤、恐惧或大喜时，血压会骤然升高，心率加速，容易诱发心脑血管疾病。因此，高血压患者要避免生气、着急，比如在麻将桌上"战斗时"要有所节制，不要过于激动，以防乐极生悲。

（4）清晨 6：00~9：00：清晨人刚从梦中醒来，血流缓慢，体内水分缺乏，致使血液浓缩，易引发脑梗死。老年人在睡前和晨起后，适当喝些温开水，十分有益。

（5）餐后 1~2 小时：吃完饭后，消化系统需要较大的供血量来运转，心脏和大脑的血液就会相对减少。老年人自身的血压调节功能比较弱，容易导致餐后低血压，出现头晕、乏力、面色苍白、晕厥等。因此，老年高血压患者在进餐时不宜暴饮暴食，建议少食多餐，饭后可平躺半小时，不要立即做剧烈运动。适当调整降压药的用药时间，尽量不要在餐前服药，改为两餐之间服药。

（6）屏气排便时：老年人常有习惯性便秘，屏气用力排便时，腹压加大，可使血压升高。当血压超过脑血管壁承受能力时，就会导致血管破裂，发生脑出血。此外，用力排便给心脏造成压力，易导致心肌梗死。因此，高血压患者要适量运动，避免精神紧张，保持心情舒畅，日常生活中多吃富含膳食纤维的食物。

（7）洗澡沐浴时：老年人体质较弱，体温调节和血管舒缩功能较差，在热水或冷水刺激下，血压易发生波动。因此，老年患者洗热水澡时水温不能过高，时间不能过长。

（8）性生活时：性生活过程中，由于情绪激亢、心跳加快可使血压骤升，有冠心病史的高血压患者要格外注意。一旦发现身体不适，立即中止。

（9）不及时服药时：被诊断为高血压后，如不及时治疗，心脏疾病方面，会发生心肌肥厚、心功能不全、心肌梗死等；脑血管疾病方面，会发生脑梗死、脑出血等。

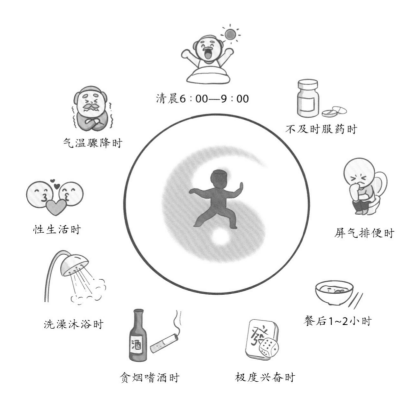

二、妊娠期高血压——"潜伏的杀手"

1. "孕妈妈"应警惕妊娠期高血压

妊娠期高血压是指女性妊娠 20 周以后出现高血压（≥140/90mmHg），伴有水肿、蛋白尿等，分娩后消失。如果发生头痛、眼花、胸闷、恶心、呕吐等症状，意味着病情加重，是孕产妇和胎儿死亡、胎儿早产的重要原因。随着三孩政策开放，越来越多的高龄妈妈加入生育大军，更应警惕妊娠期高血压。

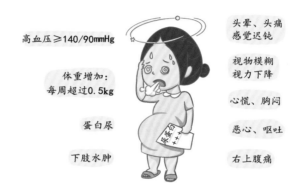

2. 怀孕后血压升高，该怎么办

（1）保证休息：获得充足的睡眠，每天休息不少于 10 个小时。在休息和睡眠时，右侧卧位是最合适的体位。

（2）调整饮食：确保摄入足够的蛋白质（>100g/d）、富含钾离子的蔬菜和水果、维生素、铁和钙补充剂。

（3）血压监测：每天测量体重和血压并记录。

（4）药物治疗：及时就医，在医生的指导下使用降压药物治疗。

3. 妊娠期高血压的管理

无靶器官损害的孕妇，启动降压治疗时机为诊室测量血压≥140/90mmHg，降压目标 <140/90mmHg。

有靶器官损害的孕妇，启动降压治疗时机为诊室测量血压≥140/90mmHg，降压目标 <135/85mmHg，但应避免将血压降至 <130/80mmHg。

对妊娠期高血压急症（诊室测量血压≥160/110mmHg）患者，建议收入院，并酌情转诊至上级医院。

三、值得关注的儿童青少年高血压

1. 什么是儿童青少年高血压

高血压不是中老年人的专利，越来越多的儿童和青少年受到了高血压的威胁。儿童青少年高血压指年龄 <18 岁时发生的高血压。在我国，儿童期一般指 6 或 7 岁至 11 岁，青少年期指 11~17 岁。我国儿童青少年男生、女生高血压患病率分别为 16.1% 和 12.9%，且呈现上升趋势。

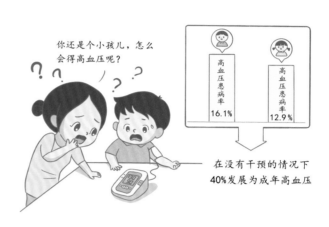

你还是个小孩儿，怎么会得高血压呢？

高血压患病率 16.1%

高血压患病率 12.9%

在没有干预的情况下 40% 发展为成年高血压

2. 儿童青少年高血压的危害

儿童青少年高血压可持续至成年，在没有干预的情况下，约 40% 发展为成年人高血压，即表现为"血压轨迹现象"。高血压儿童在成年后发生心脑血管疾病及肾脏疾病的风险大大增加。

3. 儿童青少年的血压测量

儿童青少年血压测量方法与成人相同，但注意应根据不同年龄选择合适尺寸的袖带。3~5 岁儿童选择 SS 袖带型号，6~11 岁儿童选择 S 袖带型号，多数 ≥12 岁青少年可以使用成人袖带（根据上臂围选择 M、L、XL）。对初次测量血压的儿童青少年，建议测量四肢血压以排除主动脉缩窄。

建议 3~17 岁儿童青少年每年体检时进行血压测量。对伴有超重和肥胖、高血压家族史、肾脏病、糖尿病、主动脉缩窄手术史者，应定期测量血压。

4. 儿童青少年高血压的诊断和成人有什么不同

儿童青少年高血压的诊断可首先采用简化后的"公式标准"（表 7）进行初步判断，筛查出的可疑患儿必须到高血压专科门诊进行进一步诊断和治疗。

表 7 中国 3~17 岁儿童青少年高血压筛查的简化公式标准		
性别	收缩压 /mmHg	舒张压 /mmHg
男	100+2× 年龄（岁）	65+ 年龄（岁）
女	100+1.5× 年龄（岁）	65+ 年龄（岁）

5. 儿童青少年高血压的特点

"年轻人怎么会得高血压，生活方式不健康，也能扛得住。"错误！

青少年高血压患者多为原发性高血压，血压轻、中度升高，通常没有临床症状，常通过体检发现，容易漏诊。这部分高血压多是由于超重 / 肥胖、精神压力大、缺乏身体活动、高脂血症等原因导致。现在的儿童，爱吃油炸食品、爱喝含糖饮料，肥胖儿童越来越多，为青少年高血压埋下了"种子"。

部分高血压患儿为继发性高血压，继发性病因和成年人相同。

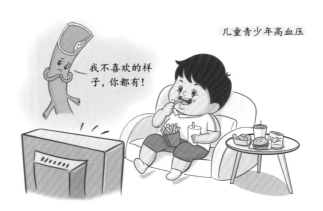

6. 儿童青少年得了高血压怎么办

（1）生活方式干预

建议家庭成员、教师共同参与，制定可行的目标，并设置奖励机制（非食物奖励）以促进儿童青少年培养健康的生活方式。包括：

① 肥胖儿童应控制体重。

② 增加有氧运动和力量运动，达到每天 60 分钟的中、高强度活动量，减少久坐静态时间。

③ 平衡膳食，控制每日总能量摄入，少喝含糖饮料及少吃快餐等高热量食物，养成健康饮食习惯。

④ 避免持续性精神紧张状态。

⑤ 保证足够睡眠时间（6~12 岁儿童：保证 9~12 小时睡眠；13~17 岁青少年：保证 8~10 小时睡眠）。

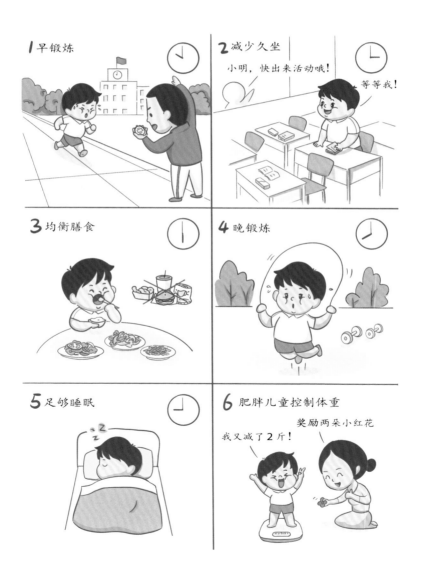

（2）药物治疗

儿童青少年高血压的药物治疗适用于：①2级高血压；②有高血压临床症状或有靶器官损害；③合并糖尿病；④经生活方式干预6个月后血压仍未达标。儿童青少年继发性高血压应积极针对病因治疗，对不能纠正原发疾病者，通过药物治疗控制血压。

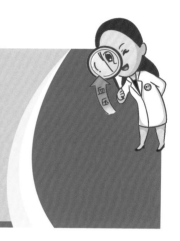

医生提示：

- 一旦有迹象，马上就诊；一旦确诊，马上开始干预！
- 采用生活方式干预、药物治疗结合的综合方式治疗高血压。
- 低盐、低脂、低糖饮食，合理锻炼，控制体重，减轻精神压力，合理用药。

第六章

高血压的自我健康管理

俗话说"管住嘴，迈开腿"，因为病在自己身上，高血压患者要想控制血压必须靠自己，关注血压变化，控制高血压危险因素，在日常生活中加强自我健康管理。

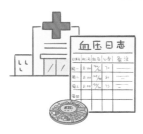

一、个人是健康的第一责任人——高血压患者自我管理

患者："大夫您好！我的血压高了，该怎么办呢？"

大夫："千万不能对高血压放之任之，应关注血压变化，控制高血压危险因素，学会自我血压管理。"

患者："什么是自我管理，我该如何做呢？"

自我管理，最核心的就是定期监测健康状况，做好血压监测。

1. 自备血压计，家庭血压测量很重要

建议有条件的患者使用国际标准认证合格的上臂式电子血压计，在家监测血压。不推荐使用腕式血压计、手指血压计等其他部位的电子血压测量设备。血压未达标时，每天早、晚测量 2 次，连续记录 1 周，去看医生。血压达标后，每周至少测量 1 天。

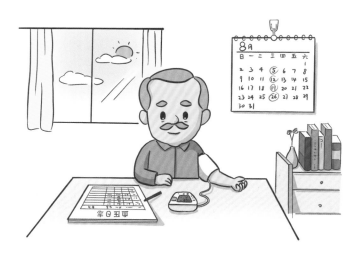

2. 治疗高血压，坚持好心态

树立自己能够战胜高血压的信心和决心，即"我能行，我能管好自己的高血压"。养成良好的生活方式，注意饮食调理，劳逸结合，适当运动，保持好心情，保持充足睡眠。

3. 有决心，有恒心，定时服用降压药

遵医嘱，按时、规律服药，不能自己随意增减剂量或者停药。一定要在医生的指导下根据自己的血压情况进行调整，防止血压波动。

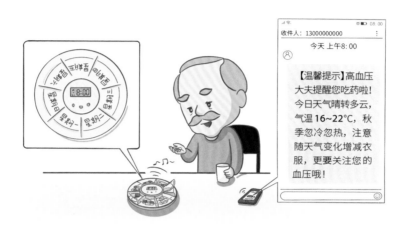

4. 告别传统纸笔形式的血压记录方式

新时代物联网、大数据、移动互联网、智能手机等技术迅速发展，因此，很多健康管理 APP 应运而生，专为高血压患者打造，提供了院外居家血压管理的创新模式。

高血压患者使用带蓝牙功能或者 GPS 功能的电子血压计测量血压后，血压管理 APP 就能够轻松记录患者血压数据，自动生成每天、每周、每月的血压变化图，一目了然。主管医生根据血压趋势图可以进行远程管理，制定更准确的治疗方案，指导高血压患者更合理地用药。

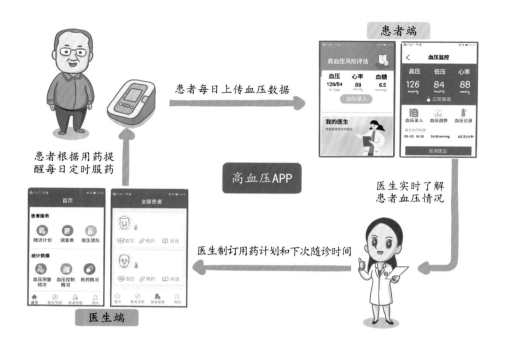

5. 高血压患者自我管理小组

高血压患者可以成立一个自我管理小组，经常进行一定的活动，交流高血压防治小知识，包括学会自测血压、如何调整饮食、适当运动等，为控制高血压增强信心和经验。

二、血压高了，去哪里看

俗话说"吃五谷，生百病"，一旦发现自己血压升高，心里就开始犯嘀咕："小医院条件不好，医疗水平不够高；大医院患者多，检查麻烦，花钱多，路途远，人生地不熟。"因此，到哪里去看高血压，不同医疗机构看高血压有多大区别，这些疑惑成了大家在高血压就诊中遇到的一个大问题。

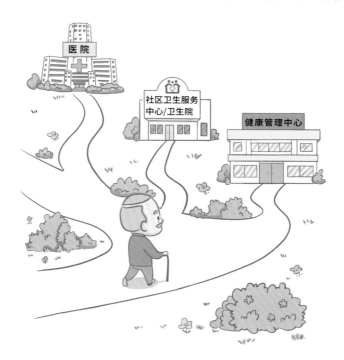

1. 综合性医院看哪些类型的高血压

综合医院以专科为主，技术实力比较全面，主要负责高危、难治、急诊患者诊治，但大家前往就诊时往往会有"环境不熟，自己又不懂，找不着方向"的无奈。因此，熟知综合医院的高血压诊疗范围，对大家就诊选择就显得尤为重要。综合医院高血压诊疗内容的重点包括：

（1）规范诊疗：对新发现和既往确诊的高血压患者开展年度风险评估，按照高血压诊疗指南、规范制定个体化、规范化的治疗方案；

（2）负责区域基层高血压防治队伍的同质化培训和技术支持；

（3）保障高血压及相关并发症的急诊绿色通道。

2. 基层医疗卫生机构看哪些类型的高血压

基层是高血压健康管理的"主战场"，大家就近看病便利，但医疗设备相对不足，医生知识面虽广，但某一方面的专业深度不够。因此，基层医疗卫生机构主要对疾病进行临床初步诊断，内容重点包括：

（1）高血压健康教育；

（2）高血压患者的筛查：通过门诊、义诊、巡诊、健康体检、家庭医生签约履约等多种形式，开展辖区高血压筛查；

（3）高血压患者管理：建立居民健康档案和专病档案，做好信息报告工作。

3. 健康管理机构看哪些类型的高血压

健康管理机构主要是"治未病"，例如开展健康体检、高血压风险筛查与评估、生活方式干预、健康教育与咨询等工作。通过健康干预与调节，改变不良生活习惯，控制心脑血管疾病的危险因素。

4. 高血压患者复查的注意事项，您都了解吗

"大夫，我下次什么时候再来找您看病呢？"

"我这大老远跑来看病，大夫要给我做点儿啥检查呢？"

这些疑问，都源自对高血压复诊重要性的认知不足。其实，医生对高血压患者长期的健康管理是因人而异的分类管理。

表 8 展示了高血压患者健康管理的注意事项。

表 8　高血压患者健康管理注意事项		
	血压控制达标、年度风险评估为低危的高血压患者	血压控制未达标、年度风险评估为中危及以上的高血压患者
复诊频率	每 3 个月 1 次，每年至少 4 次	每 2~4 周复诊 1 次，直至血压达标后，根据情况予以调整
复诊内容	① 测量血压 ② 接受健康教育和健康生活方式指导 ③ 服药依从性和疗效 ④ 测量身高、体重、腰围 ⑤ 必要的辅助检查：如血常规、血生化、尿生化、心电图等	① 测量血压 ② 接受健康教育和健康生活方式指导 ③ 根据情况调整治疗方案 ④ 危险因素监测 ⑤ 发现靶器官损害与并存相关疾病

附 录

附录 1 血压日志

日期	测量时间	收缩压/舒张压/mmHg	心率/（次·min^{-1}）	备注（症状/药物）
月 日 星期一	早:			
	晚:			
月 日 星期二	早:			
	晚:			
月 日 星期三	早:			
	晚:			
月 日 星期四	早:			
	晚:			
月 日 星期五	早:			
	晚:			
月 日 星期六	早:			
	晚:			
月 日 星期日	早:			
	晚:			

附录 2　主要营养素的每日推荐摄入量

营养素名称	每日推荐摄入量
蛋白质	体重正常者：总能量的 12%~15% 超重、肥胖者：总能量的 15%~20%
脂肪	≤膳食总能量的 30%
饱和脂肪酸	≤膳食总能量的 7%
单不饱和脂肪酸	＞膳食总能量的 10%
n-6 多不饱和脂肪酸	膳食总能量的 2.5%~9.0%
n-3 多不饱和脂肪酸	膳食总能量的 0.5%~2.0%
反式脂肪酸	＜膳食总能量的 1%
碳水化合物	膳食总能量的 50%~65%
膳食纤维	每摄入 1 000kcal 热量需 14g
钠	<2 000mg（相当于 5g 食盐）
钾	2 000~3 600mg（合并肾脏病患者视情况调整）
钙	800~1 000mg
镁	330~700mg
维生素 C	100~200mg
维生素 D	10~15μg
烟酸	10~20mg

附录 3　常见富含钠的食物（/100g 食物）

食物名称	钠 /mg	对应盐含量 /g	食物名称	钠 /mg	对应盐含量 /g
鸡精	18 864	47.9	扒鸡	1 001	2.5
味精	8 160	20.7	九制梅肉	958	2.4
辣椒酱	8 028	20.4	鱼丸	854	2.2
老抽	6 910	17.5	开心果（熟）	756	1.9
生抽	6 385	16.2	沙拉酱	734	1.9
豆瓣酱	6 012	15.3	龙须面	711	1.8
普通酱油	5 757	14.6	饼干（咸）	697	1.8
虾米	4 892	12.4	豆腐干	690	1.7
榨菜	4 253	10.8	热狗（原味）	684	1.7
腐乳（红）	3 091	7.8	葵花子（熟）	635	1.6
咸鸭蛋	2 706	6.9	山楂脯	619	1.6
甘草杏	2 574	6.5	油条	585	1.5
鱼片干	2 321	5.9	奶酪	585	1.5
甜面酱	2 097	5.3	蚕豆（炸）	548	1.4
奶油五香豆	1 577	4.0	春卷（素馅）	536	1.4
盐水鸭（熟）	1 557	4.0	比萨饼（夹奶酪）	533	1.3
草鱼（熏）	1 292	3.3	午餐肉	529	1.3
蟹足棒	1 242	3.2	三明治（夹火腿、干酪）	528	1.3
方便面	1 144	2.9	咸面包	526	1.3
番茄沙司	1 047	2.7	薯片	509	1.3

附录 4 常见高饱和脂肪酸食物（/100g 食物）

食物名称	脂肪含量/g	饱和脂肪酸/g	食物名称	脂肪含量/g	饱和脂肪酸/g
黄油	98.0	52.0	鸭	19.7	5.6
奶油	97.0	42.8	酱鸭	18.4	5.9
猪肉（肥）	88.6	10.8	烤鸡	16.7	4.6
腊肠	48.3	18.4	鸡胸脯肉	5.0	1.6
香肠	40.7	14.8	扒鸡	11.0	3.3
北京烤鸭	38.4	12.7	鹅	19.9	5.5
猪肉（软五花）	35.3	12.0	酱牛肉	11.9	5.5
猪大肠	18.7	7.7	牛舌	13.3	5.7
猪肉（后臀尖）	30.8	10.8	羊肉（肥瘦）	14.1	6.2
猪肉（后肘）	28.0	9.4	羊肉串（烤）	10.3	4.0
叉烧肉	16.9	5.1	鸭蛋	13.0	3.8
午餐肉	15.9	5.0	鸭蛋黄	33.8	7.8
金华火腿	28.0	8.2	鸡蛋（红皮）	11.1	3.3
火腿	27.4	9.2	鸡蛋黄	28.2	6.3
全脂牛奶粉	21.2	11.7	鹌鹑蛋	11.1	4.1

附录 5 常见高胆固醇食物（/100g 食物）

食物名称	胆固醇 /mg	食物名称	胆固醇 /mg
鸡蛋黄粉	2 850	牛肉松	169
猪脑	2 571	猪肚	165
鸭蛋黄	1 576	奶油蛋糕	161
鸡蛋黄	1 510	沙丁鱼	158
鸡蛋（全）	585	猪心	151
鹌鹑蛋	515	羊大肠	150
鱿鱼干	871	猪小排	146
虾皮	428	扇贝（鲜）	140
猪肾	354	猪大肠	137
羊肝	349	腊肉（生）	123
牛肝	297	火腿	120
黄油	296	牛肉干	120
猪肝	288	驴肉（酱）	116
明虾	273	猪肉松	111
河蟹	267	羊肉串（烤）	110
奶油	209	猪肉（肥）	109
炸鸡	198	猪肉（肋条肉）	109
基围虾	181	羊肉（里脊）	107

附录 6　常见富含钾的食物（/100g 食物）

食物名称	钾 /mg	食物名称	钾 /mg
口蘑	3 106	葡萄干	995
甲级龙井	2 812	番茄酱	985
榛蘑	2 493	扇贝	969
红茶	1 934	芥菜干	883
黄豆粉	1 890	麦麸	862
紫菜（干）	1 796	赤小豆	860
海苔	1 774	猪肝	855
绿茶	1 661	绿豆	787
银耳	1 588	杏干	783
桂圆	1 348	火鸡腿	708
墨鱼（干）	1 261	金针菜（黄花菜）	610
榛子（干）	1 244	花生仁（生）	587
蘑菇（干）	1 225	麦片	576
芸豆（红）	1 215	枣（干）	524
冬菇（干）	1 155	牛肉干	510
鱿鱼	1 131	红心萝卜	385
马铃薯粉	1 075	芋头（芋艿）	378
扁豆（白）	1 070	香蕉（甘蕉）	208

附录 7　高血压合并肥胖、高血脂患者的每日食谱举例

患者：男性，58 岁，身高 170cm，体重 81kg，嗜好烟酒，有高血压家族史，轻体力劳动，中度脂肪肝，血压 150/84mmHg，伴高血脂（总胆固醇 6.30mmol/L、甘油三酯 2.41mmol/L、低密度脂蛋白胆固醇 4.23mmol/L）。

高血压合并肥胖、高血脂患者的每日食谱举例（1 630kcal）		
餐次	食物名称	食物重量
早餐	八宝粥	谷类杂粮 30g，杂豆类 30g
	百合拌菠菜	菠菜 150g，鲜百合 30g，亚麻油 3g
	牛奶蒸蛋羹	蛋清 100g，脱脂牛奶 200g
	蒸山药	铁棍山药 50g
午餐	黑米饭	黑米 40g，大米 20g
	白灼芥蓝	芥蓝 150g，植物烹调油 5g
	炒五彩鱼米	鲈鱼肉 80g，鲜玉米粒 120g 鲜豌豆 10g，胡萝卜 20g 鲜香菇 50g，植物烹调油 5g
	西红柿蛋花汤	西红柿 50g，鸡蛋 30g（半个） 香菜 3g，植物烹调油 2g
加餐	草莓酸奶	草莓 150g，无糖酸奶 130g
晚餐	全麦馒头	全麦馒头 50g
	小米粥	小米 25g
	南瓜焖芋头	南瓜 70g，芋头 100g，香葱 5g，植物烹调油 5g
	素拌莴笋丝	莴笋 100g，亚麻油 3g

注：本食谱仅为血脂异常者的营养改善食谱示例，患者参照时可根据本地食物资源选取同类食物进行等量替换（多数患者无法自行营养分析和计算，建议等量替换）。

附录 8 高血压合并缺血性脑卒中患者的 每日食谱举例

患者：男性，73 岁，身高 168cm，体重 65kg，嗜好烟酒，高血压合并高胆固醇血症、缺血性脑卒中稳定期，能下床活动，无呛咳，血压160/110mmHg，总胆固醇 6.8mmol/L，低密度脂蛋白胆固醇 3.1mmol/L。

高血压合并缺血性脑卒中患者的每日食谱举例（1 900kcal）		
餐次	食物名称	食物重量
早餐	全麦馒头	全麦馒头 70g
	常温水果	柑橘 50g，猕猴桃 50g
	蔬菜沙拉	西红柿 50g，生菜 50g，紫甘蓝 25g，黄瓜 30g，亚麻油 3g
	牛奶蒸蛋羹	脱脂牛奶 100g，鸡蛋清 50g（每周 2~3 个全蛋）
加餐	牛奶燕麦片	燕麦片 30g，脱脂牛奶 100g
午餐	紫米饭	紫米 55g，大米 20g
	鸡肉草菇烩豆腐	鸡肉 20g，豆腐 50g，草菇 20g，油菜 50g，植物烹调油 5g
	青椒炒虾仁	虾仁 80g，胡萝卜 10g，青椒 50g，植物烹调油 5g
	百合银耳莲子羹	干银耳 10g，干莲子 5g，红枣 10g，鲜百合 20g
加餐	酸奶坚果仁	无糖酸奶 130g，核桃仁 5g
	常温水果	草莓 50g，芒果 50g
晚餐	香菇西葫芦软饼	全麦面粉 50g，香菇 30g，西葫芦 70g，植物烹调油 5g
	肉片土豆炖豆角	瘦肉片 30g，豆角 50g，土豆 50g，植物烹调油 5g
	麻酱手撕茄子	茄子 100g，麻酱 5g，香菜 5g
加餐	山药小米粥	小米 30g，山药 50g

注：本食谱仅为高血压合并缺血性脑卒中稳定期患者的食谱示例，患者参照时可根据本地食物资源选取同类食物进行等量替换。

附录 9　高血压合并慢性肾脏病患者的低蛋白每日食谱举例

患者：男性，70岁，身高170cm，体重62kg，高血压合并慢性肾脏病3期，无下肢浮肿，轻体力劳动，既往高血压病史10年，血压180/110mmHg，无糖尿病及心脏病史。

高血压合并慢性肾脏病患者的低蛋白每日食谱举例（1 950kcal）		
餐次	名称	食物重量
早餐	牛奶藕粉羹	脱脂奶 250g，藕粉 30g
	蒸红薯	红薯 100g
	粉皮拌西葫芦丝	粉皮 50g，西葫芦 120g，亚麻油 5g
	葱花鸡蛋蒸软饼	麦淀粉 50g，葱花 10g，鸡蛋 20g，植物烹调油 5g
加餐	水果	雪梨 100g，草莓 50g
午餐	肉末粉丝炖白菜	小白菜 100g，瘦肉 15g，粉丝 30g，植物烹调油 10g
	香菇油菜炒米粉	米粉（干）50g，油菜 100g，鲜香菇 20g，植物烹调油 8g
	水果	桑葚 50g，芦柑 100g
加餐	椰汁西米露	椰汁 200g，小西米（纯淀粉制品）30g
晚餐	南瓜米饭	大米 50g，南瓜 100g
	稀豆浆	稀豆浆 100g
	蒜蓉圆白菜	圆白菜 100g，大蒜 5g，植物烹调油 5g
	清蒸黄鱼	黄鱼（净肉）50g，植物烹调油 5g

注：本食谱提供能量 1 950kcal，蛋白质摄入 39.7g，相当于每千克体重 0.6g 蛋白质。本食谱仅为高血压合并慢性肾脏病患者食谱示例，因肾脏病分期不同，蛋白质摄入差异较大，建议肾脏病患者膳食由临床营养师指导，并根据本地食物资源选取同类食物进行等量替换。患者如血钾过高应避免高钾食物，建议在专科医生和临床营养师的指导下制定专用食谱。

附录 10　高血压合并糖尿病患者的每日食谱举例

患者：男性，75 岁，身高 165cm，体重 45kg，消瘦，卧床，2 型糖尿病，空腹血糖 10.0mmol/L，血压 160/115mmHg。

高血压合并糖尿病患者的每日食谱举例（1 500kcal）		
餐次	食物名称	食物重量
早餐	牛奶燕麦片	牛奶 200g，燕麦片 25g
	素拌西葫芦丝	西葫芦 150g，亚麻油 3g
	蒸山药	铁棍山药 50g
加餐	蒸蛋羹	鸡蛋 50g，香葱 2g
午餐	红豆米饭	红豆 25g，大米 50g
	鲜蘑炒油菜	鲜蘑 50g，油菜 100g，植物烹调油 4g
	清蒸鲈鱼	鲈鱼 80g，葱姜丝、香菜段各 5g，植物烹调油 5g
	冬笋海带汤	海带 50g，冬笋 50g，萝卜 20g，香葱 3g，植物烹调油 2g
加餐	桃仁水果酸奶	核桃仁 8g，草莓 75g，猕猴桃 50g，无糖酸奶 110g
晚餐	烧饼	烧饼 85g
	肉末香菇豆腐汤	肉末 25g，南豆腐 75g，香菇 20g，香葱 5g，植物烹调油 4g
	清炒鸡毛菜	鸡毛菜 130g，植物烹调油 4g

　　注：本食谱仅为高血压合并糖尿病患者的营养改善食谱示例，可根据本地食物资源选取同类食物进行等量替换。

附录 11　高血压合并痛风患者的每日食谱举例

患者：男性，53 岁，身高 175cm，体重 89kg，办公室工作，嗜好烟酒，喜食动物内脏，血压 150/110mmHg，血尿酸 580μmol/L。

高血压合并痛风患者的每日食谱举例（1 750kcal）		
餐次	食物名称	食物重量
早餐	牛奶	牛奶 250g
	鸡蛋	鸡蛋 60g
	红薯馒头	富强粉 50g，熟红薯 30g
	椒油炝拌白菜心	白菜心 150g，花椒油 3g
	水果	雪梨 100g
午餐	二米饭	粳米 50g，小米 30g
	胡萝卜炒土豆丝	马铃薯 150g，胡萝卜 20g，植物烹调油 5g
	时蔬鸭血汤	鸭血 50g，西红柿 50g，小白菜 50g，植物烹调油 2g
	水果	火龙果 100g
加餐	酸奶	酸奶 150g
晚餐	发面烙饼	富强粉 75g，植物烹调油 2g
	大米粥	粳米 30g
	白灼芥蓝	芥蓝 150g，植物烹调油 5g
	肉片炒芹菜	芹菜 150g，瘦肉 30g，植物烹调油 5g

注：本食谱仅为高血压合并痛风患者的食谱示例，患者须尽量少用或不用高嘌呤食物，也可根据本地食物资源对食谱中的食物进行等量替换。

附录 12　高血压患者的运动推荐方案

	运动频率	运动强度	持续时间	运动方式
有氧运动	每周 7 天都可运动，每周至少 3 次	中等强度（达到心率储备 40%~60%）	可选择一次持续 30~60 分钟的运动时间；也可采取短时间多次累积的方式，每次至少 10 分钟，每日累计 30~60 分钟	快走（≥5km/h）、走跑结合（慢跑 <10 分钟）、骑自行车、广场舞、球类运动等
抗阻运动	每周 2~3 天（同一组肌群间歇时间至少 48 小时）	一次最大负荷重量的 60%~80%	至少一组，每组重复 8~12 次	举重、哑铃、器械、俯卧撑、平板支撑等
柔韧性锻炼	每周至少 2 次，最好每日练习	拉伸到紧张或稍微不适状态（出现微微酸痛感）	静力性拉伸，每次保持 10~30 秒，重复 2~4 次，每日累计至少 10 分钟	对所有肌肉、肌腱单元进行系列牵伸，如瑜伽、太极拳等

注：有氧运动的运动强度可用运动目标心率估算：目标心率（次/分）＝心率储备（次/分）× 期望强度（%）＋安静心率（次/分）=220－年龄（岁）－安静心率（次/分）。

附录 13　高血压合并冠心病或血管重建术后患者的运动干预推荐方案

	运动频率	运动强度	持续时间	运动方式
有氧运动	每周至少 3 次运动耐力较差的患者，可每日进行多次短时间运动（每次 1~10 分钟）	中等强度（达到 40%~60% 心率储备）已确定心脏缺血阈值的患者，运动处方强度应低于缺血阈值心率值 10 次/分在运动测试后或在康复过程中 β 受体阻滞剂的服用剂量发生改变时，建议重新进行运动测试，调整运动强度	每次 20~60 分钟首次运动后，逐次增加 1~5 分钟，直到运动时间累计达到最大推荐量 60 分钟	快走（≥5km/h），走跑结合（慢跑 <10 分钟），骑自行车，有条件时可使用上肢功率车、下肢功率车、划船机、跑步机
抗阻运动	每周 2~3 次（同一组肌群间歇时间至少 48 小时）	上肢：一次最大负荷重量的 30%~40%下肢：一次最大负荷重量的 50%~60%	每组 8~12 个动作，共 3 组，组间休息 2~3 分钟	举重、哑铃、器械、俯卧撑、平板支撑等

注：有氧运动的运动强度可用运动目标心率（次/分）＝心率储备（次/分）×期望强度（%）＋安静心率（次/分），其中心率储备（次/分）＝220－年龄（岁）－安静心率（次/分）。

附录 14　常用降压药物

常用降压药物种类、用法和主要不良反应			
口服降压药物	每日剂量 /mg（起始剂量～足量）	每日服药次数	主要不良反应
二氢吡啶类 CCB			踝部水肿，头痛，潮红
硝苯地平	10~30	2~3	
硝苯地平缓释片	10~80	2	
硝苯地平控释片	30~60	1	
氨氯地平	2.5~10	1	
左旋氨氯地平	2.5~5	1	
非洛地平	2.5~10	2	
非洛地平缓释片	2.5~10	1	
拉西地平	4~8	1	
尼卡地平	40~80	2	
尼群地平	20~60	2~3	
贝尼地平	4~8	1	
乐卡地平	10~20	1	
马尼地平	5~20	1	
西尼地平	5~10	1	
巴尼地平	10~15	1	
非二氢吡啶类 CCB			房室传导阻滞，心功能抑制
维拉帕米	80~480	2~3	
维拉帕米缓释片	120~480	1~2	

口服降压药物	每日剂量 /mg （起始剂量~足量）	每日 服药 次数	主要不良反应
地尔硫䓬胶囊	90~360	1~2	
噻嗪类利尿剂			血钾降低，血钠降低，血尿酸升高
氢氯噻嗪	6.25~25	1	
氯噻酮	12.5~25	1	
吲哒帕胺	0.625~2.5	1	
吲哒帕胺缓释片	1.5	1	
袢利尿剂			血钾减低
呋噻米	20~80	1~2	
托拉塞米	5~10	1	
保钾利尿剂			血钾升高
阿米洛利	5~10	1~2	
氨苯蝶啶	25~100	1~2	
醛固酮受体拮抗剂			
螺内酯	20~60	1~3	血钾升高，男性乳房发育
依普利酮	50~100	1~2	
β 受体阻滞剂			支气管痉挛，心功能抑制
比索洛尔	2.5~10	1	
美托洛尔平片	50~100	2	
美托洛尔缓释片	47.5~190	1	
阿替洛尔	12.5~50	1~2	
普萘洛尔	20~90	2~3	
倍他洛尔	5~20	1	
α、β 受体阻滞剂			直立性低血压，支气管痉挛
拉贝洛尔	200~600	2	
卡维地洛	12.5~50	2	

续表

口服降压药物	每日剂量 /mg（起始剂量~足量）	每日服药次数	主要不良反应
阿罗洛尔	10~20	1~2	
ACEI			咳嗽，血钾升高，血管神经性水肿
卡托普利	25~300	2~3	
依那普利	2.5~40	2	
贝那普利	5~40	1~2	
赖诺普利	2.5~40	1	
雷米普利	1.25~20	1	
福辛普利	10~40	1	
西拉普利	1.25~5	1	
培哚普利	4~8	1	
咪哒普利	2.5~10	1	
ARB			血钾升高，血管性神经水肿（罕见）
氯沙坦	25~100	1	
缬沙坦	80~160	1	
厄贝沙坦	150~300	1	
替米沙坦	20~80	1	
坎地沙坦	4~32	1	
奥美沙坦	20~40	1	
阿利沙坦酯	240	1	
α 受体阻滞剂			直立性低血压
多沙唑嗪	1~16	1	
哌唑嗪	1~10	2~3	
特拉唑嗪	1~20	1~2	

续表

口服降压药物	每日剂量 /mg（起始剂量~足量）	每日服药次数	主要不良反应
中枢作用药物			
利血平	0.05~0.25	1	鼻充血，抑郁，心动过缓，消化性溃疡
可乐定	0.1~0.8	2~3	低血压，口干，嗜睡
可乐定贴片	0.25	每周1次	皮肤过敏
甲基多巴	250~1 000	2~3	肝功能损害，免疫失调

注：CCB 为钙通道阻滞剂，ACEI 为血管紧张素转化酶抑制剂，ARB 为血管紧张素 II 受体拮抗剂。

常用高血压单片复方制剂的组分、剂量、用法和主要不良反应				
复方制剂种类	主要组分与每片剂量	每日服药片数	每日服药次数	主要不良反应
氯沙坦钾 /氢氯噻嗪	氯沙坦钾 50mg/ 氢氯噻嗪 12.5mg	1	1	偶见血管神经性水肿，血钾异常
	氯沙坦钾 100mg/ 氢氯噻嗪 12.5mg	1	1	
缬沙坦 / 氢氯噻嗪	缬沙坦 80mg/ 氢氯噻嗪 12.5mg	1~2	1	偶见血管神经性水肿，血钾异常
厄贝沙坦 /氢氯噻嗪	厄贝沙坦 150mg/ 氢氯噻嗪 12.5mg	1	1	偶见血管神经性水肿，血钾异常
替米沙坦 /氢氯噻嗪	替米沙坦 40mg/ 氢氯噻嗪 12.5mg	1	1	偶见血管神经性水肿，血钾异常
	替米沙坦 80mg/ 氢氯噻嗪 12.5mg	1	1	
奥美沙坦 /氢氯噻嗪	奥美沙坦 20mg/ 氢氯噻嗪 12.5mg	1	1	偶见血管神经性水肿，血钾异常

续表

复方制剂种类	主要组分与每片剂量	每日服药片数	每日服药次数	主要不良反应
赖诺普利/氢氯噻嗪片	赖诺普利 10mg/ 氢氯噻嗪 12.5mg	1	1	咳嗽，偶见血管神经性水肿，血钾异常
复方依那普利片	依那普利 5mg/ 氢氯噻嗪 12.5mg	1	1	咳嗽，偶见血管神经性水肿，血钾异常
贝那普利/氢氯噻嗪	贝那普利 10mg/ 氢氯噻嗪 12.5mg	1	1	咳嗽，偶见血管神经性水肿，血钾异常
培哚普利/吲达帕胺	培哚普利 4mg/ 吲达帕胺 1.25mg	1	1	咳嗽，偶见血管神经性水肿，血钾异常
培哚普利/氨氯地平	精氨酸培哚普利 10mg/ 苯磺酸氨氯地平 5mg	1	1	头晕，头痛，咳嗽
氨氯地平/缬沙坦	氨氯地平 5mg/ 缬沙坦 80mg	1	1	头痛，踝部水肿，偶见血管神经性水肿
氨氯地平/替米沙坦	氨氯地平 5mg/ 替米沙坦 80mg	1	1	头痛，踝部水肿，偶见血管神经性水肿
氨氯地平/贝那普利	氨氯地平 5mg/ 贝那普利 10mg	1	1	头痛，踝部水肿，偶见血管神经性水肿
	氨氯地平 2.5mg/ 贝那普利 10mg	1	1	头痛，踝部水肿，偶见血管神经性水肿
复方阿米洛利	阿米洛利 2.5mg/ 氢氯噻嗪 25mg	1	1	血钾异常，血尿酸升高
复方利血平片	利血平 0.032mg/ 氢氯噻嗪 3.1mg/ 双肼屈嗪 4.2mg/ 异丙嗪 2.1mg	1~3	2~3	消化性溃疡，困倦
复方利血平氨苯蝶啶片	利血平 0.1mg/ 氨苯蝶啶 12.5mg/ 氢氯噻嗪 12.5mg/ 双肼屈嗪 12.5mg	1~2	1	消化性溃疡，头痛
氨氯地平/阿托伐他汀	氨氯地平 5mg/ 阿托伐他汀 10mg	1	1	转氨酶升高

注：降压药物使用方法详见有关药物说明书。

参考文献

［1］ 国家心血管病中心，中国医学科学院阜外医院 . 中国高血压健康管理规范（2019）
　　　［M］. 北京：人民卫生出版社，2019.

［2］ 国家卫生健康委员会疾病预防控制局，国家心血管病中心，中国医学科学院阜外
　　　医院，等 . 中国高血压健康管理规范（2019）［J］. 中华心血管病杂志，2020,
　　　48（01）：10-46. DOI：10. 3760/cma. j. issn. 0253-3758. 2020. 01. 004.

［3］ 杨月欣，王光亚，潘兴昌 . 中国食物成分表[M]. 2 版 . 北京：北京大学医学出版社，
　　　2009.

［4］ 国家卫生计生委疾病预防控制局 . 中国居民营养与慢性病状况报告（2015）［M］.
　　　北京：人民卫生出版社，2015.

［5］ 国家心血管病中心 . 中国心血管病报告 2018[M]. 北京：中国大百科全书出版社，
　　　2019.

［6］ 范晖，闫银坤，米杰 . 中国 3~17 岁儿童性别、年龄别和身高别血压参照标准
　　　［J］. 中华高血压杂志，2017（5）：428-435. DOI：CNKI：SUN：ZGGZ. 0.
　　　2017-05-010.

［7］ 中华中医药学会 . 高血压中医诊疗指南［J］. 中国中医药现代远程教育，2011,
　　　9（23）：108-109.

中国高血压患者健康教育指南
（2021）

扫码看视频，了解
更多高血压知识

更多详情可登录 gxy.nccd.org.cn 查看

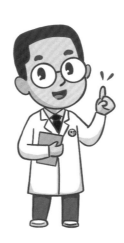